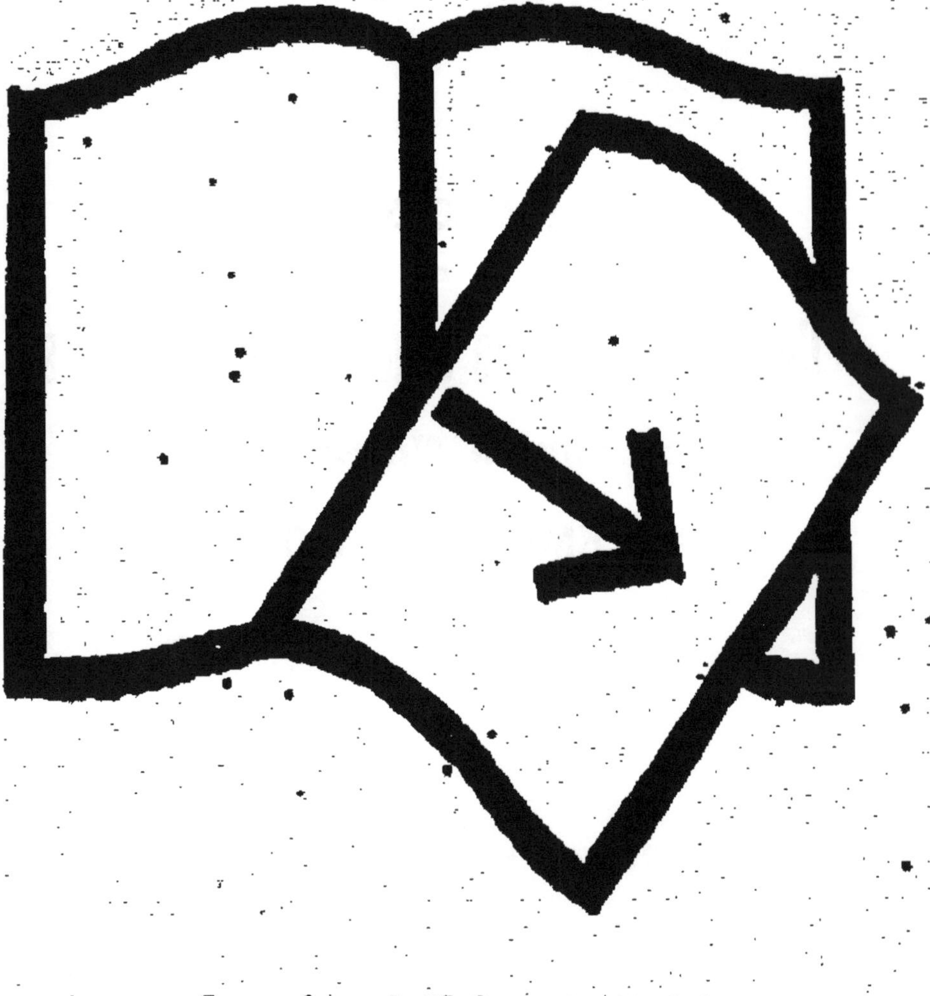

Couverture inférieure manquante

Dr Albert BONNENFANT
MÉDECIN STAGIAIRE AU VAL-DE-GRACE

ACTION
DU
Courant Galvanique à Interruptions Rapides
sur la Nutrition

TRAITEMENT DE L'OBÉSITÉ

LTENER & Cie, LYON
3, Rue Stella, 3

ACTION
DU
Courant Galvanique à Interruptions Rapides
sur la Nutrition
TRAITEMENT DE L'OBÉSITÉ

ACTION

DU

Courant Galvanique à Interruptions Rapides

sur la Nutrition

TRAITEMENT DE L'OBÉSITÉ

PAR LE

Dr Albert BONNENFANT

MÉDECIN STAGIAIRE AU VAL-DE-GRACE

LYON

IMPRIMERIE WALTENER & Cie

3, Rue Stella, 3

1906

A MON PÈRE ET A MA MÈRE

A MON FRÈRE ROGER
Lieutenant au 5e génie.

A MA BELLE-SŒUR

MEIS ET AMICIS

A MES MAITRES DE BORDEAUX

A MES MAITRES DE LYON, CIVILS ET MILITAIRES

A mon Président de Thèse

M. LE PROFESSEUR BONDET

Professeur de Clinique médicale à la Faculté.
Membre associé de l'Académie de Médecine.
Chevalier de la Légion d'honneur.

A M. LE PROFESSEUR HUGOUNENQ

Professeur de Chimie médicale à la Faculté.
Doyen de la Faculté de Médecine de Lyon.

A M. LE DOCTEUR H. BORDIER

Professeur agrégé à la Faculté de Médecine.

AVANT-PROPOS

Nos années d'École sont finies. Cédant à une heureuse nécessité consacrée par la coutume, nous devons revivre par la pensée ces longues années écoulées depuis le début de nos études médicales et y discerner ceux qui se sont intéressés à nous.

Oubliant les difficultés vaincues, écartant le souvenir de ces pensers amers qui parfois vinrent assombrir notre gaîté, nous n'avons avec joie que des remerciements à adresser.

Nous exprimons tout d'abord l'hommage de notre reconnaissance admirative à M. le Professeur Arnozan, de Bordeaux, qui fut notre premier maître. Sa bienveillance, ses conseils expérimentés qu'il nous a prodigués avec une exquise bonté, resteront toujours parmi nos meilleurs souvenirs.

M. le Dr Courtin, de Bordeaux, ne cessa, pendant six mois passés dans son service de l'Hôpital des Enfants, de nous donner les preuves de l'aimable intérêt qu'il nous portait. En deux circonstances nous reçûmes ses soins. Nous lui adressons nos plus vifs et plus sincères remerciements.

M. le Professeur Hugounenq nous accepta dans son

laboratoire. Ses avis nous ont permis de mener à bien la partie chimique de cette thèse, qu'il soit assuré de notre gratitude.

Que M. le Professeur agrégé Bordier veuille bien accepter ici l'hommage de notre affectueuse reconnaissance. Il nous a reçu chez lui, à notre arrivée à Lyon, au moment où nous regrettions notre famille et nos amis Charentais. En sa compagnie il nous semblait que nous étions moins seul, et qu'un écho de notre pays arrivait jusqu'à nous. Mais l'ami ne nous fait point oublier le maître à qui appartient le meilleur de ce travail. A la Faculté, il nous a ouvert son laboratoire avec une charmante obligeance, il nous a guidé de ses conseils, il nous a encouragé au cours de nos recherches et nous a conquis maintenant à cette idée que la physique pouvait être non seulement une science exacte mais encore aimable. Aussi nous n'oublierons point ce que nous lui devons et nous le prions d'excuser ici ce que ce modeste témoignage peut avoir d'imparfait mais il est avant tout sincère.

A M. le Médecin-Major de 1re classe Boisson, Major de l'Ecole, qui fut toujours pour nous d'une bienveillante sollicitude, nous adressons l'hommage de nos respectueux remerciements.

M. le Professeur Bondet nous fait aujourd'hui le très grand honneur d'accepter la présidence de notre thèse. Qu'il veuille bien accepter l'expression de notre gratitude.

Lyon, le 27 novembre 1906.

A. B.

INTRODUCTION

Agent physique protéiforme, l'électricité possède une puissance curatrice s'affirmant chaque jour davantage, à mesure que l'utilisation de ses ressources, multiples et variées, devient plus rationnelle et plus clinique. Des recherches expérimentales incessantes, les perfectionnements d'instrumentation accomplis dans ces dernières années justifient de plus en plus les applications, toujours croissantes, des propriétés thérapeutiques, caractérisant chaque modalité électrique.

Séduit par l'attrait étrange de cette énergie dont la nature intime semble mystérieuse, nous avons, pendant nos trois ans d'école, étudié un nouveau courant que M. le professeur Leduc faisait connaître, le 21 juillet 1902, dans une communication à l'Académie des Sciences, sous le nom de « courant intermittent de basse tension ».

Connaissant l'action de ce courant sur le système nerveux, nous avons cherché quelle était son influence sur la nutrition. Puis, concevant l'action désassimilatrice constatée comme un moyen thérapeutique dans la cure de l'obésité, véritable ralentissement de la nutrition, nous avons demandé à la clinique la vérification de notre hypothèse.

Aujourd'hui, nous présentons en ce travail inaugural l'exposé de nos recherches dont l'idée première revient à M. le professeur agrégé Bordier, notre maître. Abandonnant le nom donné à ce courant par M. le professeur Leduc, nous l'appellerons désormais « le courant galvanique à interruptions rapides », parce que ces termes le définissent mieux.

Notre travail comprend six chapitres :

I. Etude résumée de l'obésité.

II. Etude physique du courant, ses propriétés physiologiques.

III. Dispositif expérimental.

IV. Recherches expérimentales.

V. Application du courant à la thérapeutique. Traitement de l'obésité.

VI. Interprétation physiologique des résultats.

CHAPITRE PREMIER

L'Obésité

L'obésité n'est aux yeux de la plupart des gens du monde, qu'un excès de santé, un embonpoint exagéré donnant au corps un aspect plus ou moins disgracieux, une accumulation de tissu adipeux où l'esthétique des formes fait place au comique et au ridicule.

L'idée mondaine naquit d'une fausse interprétation et il ne faut pas confondre l'obésité avec une forte corpulence. Etat anormal qui, au début, a toute l'apparence de la santé parfaite, « florissante », l'obésité est une morbidité susceptible d'apporter avec elle de nombreuses complications, bénignes ou graves, capables même parfois d'occasionner la mort.

Ce n'est pas, comme l'a dit Léven dans sa thèse, « un symptôme qui, à lui seul, ne forme pas plus un état pathologique que la déformation du rhumatisme chronique où le dépôt tophacé de la goutte », mais bien « une maladie » suivant l'expression de M. Paul Legendre. C'est une maladie au même titre que la formation des calculs biliaires ou urinaires ; c'est un trouble de la nutrition, caractérisé par l'hyperplasie généralisée du tissu adipeux.

Dans ce développement exagéré la graisse ne se loge pas seulement dans les parties superficielles de l'organisme, dans le tissu cellulaire sous cutané ; elle envahit tout l'organisme, entravant le jeu des appareils, étouffant les organes, créant des troubles fonctionnels.

S'il est facile de constater le développement du tissu cellulo-adipeux, il est cependant moins facile de dire si ce développement est physiologique ou pathologique. Aussi, après la définition littéraire de l'obésité, il faut préciser ses caractères et indiquer à quel moment elle commence.

Les recherches de M. le professeur Bouchard sur la « corpulence » ont permis de fixer ce début. La Corpulence est indiquée par le quotient du poids du corps exprimé en kilogrammes divisé par la taille exprimée en décimètres. Elle a pour formule :

$$c = \frac{P}{H}$$

« Quelle que soit la taille et quelle que soit leur poids, les hommes qui ont le même quotient $\frac{P}{H}$, rentrent dans le même type de corpulence » (Bouchard).

L'homme normal moyen a une corpulence égale à 4,2 ; chez la femme la corpulence normale moyenne est plus faible et égale à 3,9.

Un homme dont la corpulence est 4.6 n'est pas encore obèse ; une femme n'est pas encore obèse quand C = 4.6. Mais chez l'homme à partir de 5.4, chez la femme à partir de 5.6, c'est l'obésité manifeste.

« Cette manière d'exprimer la corpulence d'un sujet permet de régler la nutrition de telle manière que le quotient $\frac{P}{H}$ tende à devenir égal à 4.2 pour l'homme et à 3.9 pour la femme » (Bordier).

SYMPTOMATOLOGIE. — La Symptomatologie de l'obésité a été admirablement décrite par de nombreux auteurs, et nous n'en parlerons point longuement ici parce que notre traitement, s'adressant à la cause et non aux effets, doit surtout s'occuper de l'étiologie et de la pathogénie. Après avoir esquissé le tableau des phénomènes symptomatiques, nous étudierons l'étiologie, nous exposerons les diverses théories pathogéniques dont les auteurs nous ont dotés, nous les discuterons et nous donnerons ensuite celle qui nous paraît la plus rationnelle.

L'obésité débute par un signe essentiel, l'augmentation du volume du corps, résultat de l'accumulation de la graisse dans le tissus cellulaire. Générale d'emblée chez les enfants qui en sont atteints, l'obésité est tout d'abord partielle chez l'adulte, débutant souvent par les épaules et les seins s'il s'agit d'une femme, par l'abdomen et la paroi abdominale chez l'homme mais rapidement l'envahissement du corps entier se fait. Avec cette difformité progressive du corps apparaissent les véritables lésions, les symptômes morbides qui sont d'ailleurs directement proportionnels au degré de l'adipose. Les troubles fonctionnels ne respectent aucun organe, appareil ou système et l'on assiste à un véritable ralentissement des fonctions.

L'intelligence se modifie, l'apathie s'observe à peu près toujours. L'obèse a une paresse de la mémoire, une amnésie partielle. Son esprit se fatigue rapidement, les travaux intellectuels lui sont pénibles et fréquemment il a des sensations de vertige. Il somnole après les repas, il a horreur du mouvement.

Les fonctions respiratoires, presque normales et régulières pendant les phases de repos, se transforment, s'altèrent, deviennent irrégulières pendant les périodes d'efforts. Les efforts les plus légers créent la dyspnée, et exercent aussi leurs actions nocives sur le système circulaire et le cœur. L'obèse se plaint de palpitations, d'angoisse précordiale, d'essoufflement, son pouls est petit, irrégulier surtout dans la fatigue. Le cœur, sous sa surcharge graisseuse, faiblit et devient arythmique. Le sang a une véritable « anémie graisseuse ».

L'appareil digestif ne reste pas intact, son fonctionnement est anormal. Parfois gros mangeur, l'obèse est toujours un dyspeptique. La constipation alterne avec des périodes de diarrhée. Les urines sont abondantes et souvent elles sont glycosuriques.

L'influence de l'obésité se fait enfin sentir sur les fonctions génitales. Les désirs vénériens sont faibles et satisfaire ces désirs créé pour l'obèse des fatigues inagréables dont il se dispense avec plaisir. La femme est encore plus atteinte : la puberté, la grossesse et la lactation, la ménopause, les trois actes en un mot de sa vie génitale, sont modifiées, et leurs perturbations cinglent vers la stérilité.

Tels sont les principaux symptômes de l'obésité. Leur importance, leur gravité sont suffisantes pour que nous accordions à l'obésité le nom de maladie. Très divers, variables dans leur intensité et la date de leur apparition, ils évoluent toujours mais ne rétrocèdent jamais jusqu'au jour où, vaincu par le cœur, le malade succombe.

ÉTIOLOGIE. — Connaissant la physionomie habituelle de cette maladie nous devrons étudier maintenant son étiologie et sa pathogénie.

Les causes de l'obésité sont nombreuses et variées. Leur multiplicité et leur diversité les rendent aussi confuses que complexes. Cependant on peut les diviser en « causes générales ou prédisposantes » et en « causes spéciales ou efficientes ».

A. — *Causes générales.* — Au premier rang se place l'hérédité qui joue un très grand rôle puisque M. Bouchard sur 94 cas observés n'a rencontré que 9 fois l'absence de toutes manifestations morbides héréditaires. Cette hérédité peut être directe ou similaire comme M. Bouchard l'a vu dans 44 cas ; ou bien le malade peut n'avoir reçu en héritage que la diathèse bradytrophique : l'arthritisme.

L'âge possède aussi une influence sur la genèse de cette maladie. L'adipose se manifeste souvent dans la deuxième moitié de la vie, mais elle n'est pas rare chez l'enfant comme le montrent les exemples de Bezenberg, de Bartholin, de Percy, de Laurent. Le sexe agit également et les femmes sont plus prédisposées que les hommes.

Le rhumatisme chronique, la goutte, la gravelle, l'asthme, toutes les manifestations de la diathèse urique sont aussi au nombre des causes prédisposantes.

Quant au diabète, souvent il coïncide avec l'obésité ainsi d'ailleurs que la lithiase biliaire. M. Bouchard en effet trouva sur 100 lithiasiques, 72 fois l'obésité.

Après ces diathèses, ces affections chroniques, il nous faut noter encore la scrofule et le lymphatisme, rares d'après M. Bouchard, mais fréquentes d'après MM. Lugol et Dubourg.

B. — *Causes spéciales.* — Pour Géoffroy l'alcoolisme chronique est un des facteurs les plus importants de l'obésité. L'alcool agit-il comme élément d'épargne ou comme détériorant du système digestif et surtout du système nerveux? La seconde hypothèse nous semble la plus rationnelle.

On a cru pendant longtemps que la polyphagie avait une grande influence sur le développement de l'obésité. Comme nous le redirons en parlant de la pathogénie, beaucoup d'obèses ne sont pas de gros mangeurs. Au contraire ils ont une alimentation très modérée, mais ils sont tous des dyspeptiques. Sans doute les troubles gastro-intestinaux engendrent très rarement l'obésité pendant qu'ils sont à leur période aiguë. Cependant dans le passé de l'obèse on retrouve leurs manifestations atténuées, et « la constipation, des hémorroïdes, des névralgies intercostales, de la dyspnée gastrique, ou d'autres symptômes consécutifs, sont seuls présents pour révéler le passé gastrique du malade » (Léven).

La vie sédentaire et plus encore le brusque passage d'une vie active à une vie inoccupée et sédentaire sont d'appréciables éléments génétiques de l'adipose.

L'appareil génital exerce lui aussi une grande influence sur le développement du tissu graisseux et souvent l'accélère, mais là encore la dyspepsie intervient et l'influence s'extériorise en se réfléchissant sur le système nerveux.

Les hémorragies, les anémies, les maladies aiguës et leur convalescence s'accompagnent assez souvent d'obésité. M. le professeur Bouchard dans ses leçons de 1879 a prouvé ces affinités morbides de l'obésité. Il les a résumées dans des tableaux où la théorie reçoit de l'observation clinique une éclatante démonstration.

Telles sont les principales causes générales ou spéciales de l'obésité. A côté de celles-là, il nous semble possible d'en trouver une autre très importante. Nous voulons parler des obésités dont la cause réside dans une lésion du système nerveux, que cette lésion soit d'ordre traumatique ou d'ordre psychique. Déjà en 1886 Géoffroy écrivait: « L'influence du système nerveux sur le développement de l'obésité nous semble réelle sinon prépondérante et peut être considérée comme une condition sinon comme une cause. »

Depuis cette époque l'étiologie nerveuse s'est accréditée de plus en plus et très nombreuses sont les preuves du rôle du système nerveux dans l'adipose, que celle-ci soit localisée ou généralisée.

L'adipose localisée, qui pour Landouzy est un trouble nerveux trophique au même titre que les éruptions cutanées, fut étudiée par Vergnes, après avoir été signalée par Bonnefin (1860), par Bériel (1864), par Collette (1872). Cette adipose localisée ne saurait nous occuper plus longtemps et nous ne citerons que pour mémoire les exemples publiés par Porson, Brodie, O. Berger, Romberg, Worthington et Heurtaux.

L'adipose généralisée est la seule intéressante pour nous. On devient obèse soit après un traumatisme physique soit après un traumatisme psychique.

Le traumatisme physique peut revêtir plusieurs modalités. Ce peut être une blessure, comme dans le cas de Du Castel où le malade, blessé dans un accident de voiture, après guérison complète de sa plaie et sans aucune autre lésion, engraissa de 70 livres en 60 jours. Parfois une chute (observation de Leven), un ensevelissement sous un éboulement sans blessures pour la victime, sont la cause de l'engraissement exagéré.

Par traumatisme psychique nous désignons les émotions trop vives, les contrariétés, les chagrins, les peurs, les tristesses, les obsessions.

Worthington, d'après Wadd, conte l'histoire d'un officier, sorti vivant du trou noir où les Cipayes révoltés de Calcutta l'avaient enfermé pour le manger, qui devint obèse dès qu'un heureux hasard le fit délivrer.

Après la Commune et le siège de Paris on constata de nombreuses obésités dont les seules origines étaient les émotions, les tristesses, les horreurs du siège.

Notre observation n° 3 est d'ailleurs un fort bel

exemple de cette catégorie d'obésités par lésion nerveuse d'origine psychique.

Ainsi se trouve justifiée selon nous cette dernière classe d'obésités à laquelle peut-être appartiennent les 9 cas de M. le professeur Bouchard, dans lesquels aucune lésion organique, aucune maladie, aucune diathèse ne purent être décelées. Ces obésités seraient donc primitives, idiopathiques, tandis que celles qui ont pour étiologie les causes que nous avons rapidement résumées précédemment seraient secondaires, symptomatiques, consécutives à un état morbide qui pour créer l'obésité a besoin d'un intermédiaire : le système nerveux.

Nous avons donc ainsi deux classes d'obésités :

Les obésités idiopathiques ;
Les obésités symptomatiques.

Cette division va nous servir pour l'explication que nous allons maintenant discuter.

Pathogénie. — Les théories pathogéniques de l'obésité sont très nombreuses. Il semble que les thérapeutes en aient créé à loisir pour expliquer la rationnalité de leurs traitements. Aussi pour exposer clairement l'ensemble de ces théories il faut les classer.

On a successivement trouvé pour l'obésité cinq origines :

L'alimentation ;
Le régime hydrique ;
Le travail musculaire ;

Les ferments lipasiques ;
Le système nerveux.

1° *Alimentation et obésité.* — L'origine alimentaire de l'obésité est la plus ancienne, mais si le rôle accordé à l'alimentation a toujours été important, à travers les années s'est modifiée l'interprétation du mode d'action.

Trois hypothèses sont admises :

a) La graisse est introduite en excès dans l'organisme ;

b) La graisse s'y produit en excès ;

c) Elle n'y est qu'incomplètement brûlée.

Au début on considère l'obésité comme la résultante de l'excès des recettes sur les dépenses. La nature des aliments n'est point indifférente. Les aliments azotés sont presque sans action sur l'engraissement. Les aliments gras ou hydrocarbonés sont les seuls facteurs de l'adipose. Comme preuve on cite les régimes acceptés par les éleveurs d'animaux gras. Les graisses alors contribuent à former la réserve adipeuse : émulsionnées par le suc pancréatique, elles arrivent en partie dans le sang par les chylifères et le canal thoracique, et se déposent dans le tissu cellulaire sous-cutané et interstitiel.

A cette théorie on peut objecter, comme l'a fait remarquer le premier Mathias Duval, que la nutrition n'est pas directe et qu'au niveau des cellules absorbantes il se fait un travail d'assimilation et de constitution chimique.

Plus tard, on a trouvé que les graisses n'étaient pas

seules capables de donner l'obésité, que tous les aliments ingérés, ternaires ou quaternaires, peuvent former de la graisse. L'obésité dès lors vient d'une hyperproduction, d'une hypertransformation.

Abandonnant la quantité pour la qualité, les physiologistes sont venus ensuite affirmer que le rôle capital n'était pas attribuable à la quantité de l'aliment mais à sa valeur calorique. C'est le principe de l'isodynamie.

Si le nombre de calories reçues est plus grand que le nombre des calories utilisées, l'engraissement se produit. Peu importe la nature de l'aliment : la teneur en graisse n'est pas plus importante que la matière albuminoïde ou les hydrates de carbone.

Telle est la théorie de Noorden.

Il est facile d'y répondre et la clinique nous permet de réfuter d'une façon décisive cette théorie.

M. le professeur Bouchard parmi ses nombreuses observations sur les maladies par ralentissement de la nutrition cite la suivante. Il a examiné 111 obèses : 36 hommes et 75 femmes. Il a trouvé 50 malades ayant un régime normal, 40 qui étaient gros mangeurs et 10 dont le régime était inférieur à la normale.

La clinique nous apprend enfin que de nombreux malades, avec un régime fixe, engraissent ou maigrissent suivant la phase de leur malade.

L'action des aliments est donc toute autre que celle qui lui a été attribuée par Noorden et ses prédécesseurs. Si certains individus sont sensibles au régime, beaucoup sont absolument rebelles à l'influence de leur alimentation, alors que d'autres font de la graisse à l'excès, en dépit des conditions les moins propices et dans la plus extrême misère.

2° *Eau et obésité.* — L'eau fait engraisser. Cette théorie fut surtout soutenue en France pour défendre les idées de Dancel qui avait emprunté à Boussaingault des conclusions que celui-ci n'avait jamais formulées. Nombreux furent les partisans de la pathogénie hydrique de l'obésité et parmi eux on peut noter : Ebstein, C. Paul, Dujardin-Beaumetz et Œrtel.

Aujourd'hui cependant il est logique d'affirmer que l'eau ne fait ni engraisser ni maigrir. Le travail de Callamand démontre, par de nombreuses expériences, que l'eau n'a aucune influence sur la genèse de l'obésité. Les autres boissons, l'alcool, le vin, la bière, peuvent produire l'adipose, mais en créant une dyspepsie.

3° *Travail musculaire et Obésité.* — Bunge ne reconnait à l'obésité qu'une seule et unique cause : l'insuffisance du travail musculaire. Selon lui, il suffit d'exercices exagérés et soutenus pour que l'obèse maigrisse. L'adipose n'est créée que par insuffisante combustion des graisses.

Sans doute, l'obèse fournissant un travail musculaire exagéré maigrit, mais la diminution de poids est passagère, tel le malade à qui on supprime l'eau et qui perd 3 kilos en quelques jours, mais reprend son poids normal quand il boit.

M. le Professeur Bouchard écrit : « L'obésité, cette maladie des paresseux, ne reconnait pour cause, dans la moitié des cas, ni l'abus des aliments, ni le défaut d'exercice. »

Sur 100 obèses il note :

35 ayant une vie normalement active ;

28 une vie très active ;

37 une vie insuffisamment active.

On voit des obèses qui maigrissent en restant couchés, et dans le cas de Worthington l'entraîneur anglais, qui a diminué de 4 livres après une course, a perdu de l'eau et non de la graisse.

4° *Lipases et Obésité.* — Les graisses ne viennent pas seulement des corps gras de l'alimentation, mais aussi directement des hydrates de carbone, et indirectement des albuminoïdes comme l'ont prouvé les expériences de Richet, Hanriot et Chanlewsky. L'étude physiologique de leur évolution à travers l'organisme n'apprend rien sur la cause de leur accumulation.

Les facteurs de l'obésité sont les ferments pancréatiques et parmi eux surtout la lipase de Hanriot.

La lipase solubilise les réserves graisseuses et les met en circulation. Cette action lipasique est complètement distincte de l'action lipolytique signalée par Conheim et Michaëlis et qui appartient aux globules sanguins.

Si donc la lipase de Hanriot est, par son absence, la cause génératrice de l'obésité, ce ferment se trouvera en quantité beaucoup moins considérable chez les sujets gras que chez les individus maigres. Or, les expériences de Achard et Clerc, exposées dans leur article sur « Le pouvoir lipasique du sérum à l'état pathologique », démontrent que l'on ne trouvent pas la lipase de Hanriot, moins abondante chez les sujets gras et en plus grande quantité chez les sujets maigres; qu'il n'existe aucune différence entre les individus obèses et les individus maigres.

5° *Système nerveux et Obésité.* — Les diverses théories que nous venons d'exposer n'ont point satisfait les pathogénistes modernes. Les explications proposées pour déterminer d'une façon précise le mode d'apparition et de constitution intime de l'adipose, n'ont pas paru suffisantes pour éclaicir le mystère qui semble envelopper cette genèse. On a senti depuis assez longtemps déjà le besoin de rechercher ailleurs les raisons pathogéniques de cette maladie envisagée beaucoup trop comme un ensemble symptomatique et pas assez comme une entité morbide.

Alors sont apparues les idées qui ont donné naissance à la théorie nerveuse de l'obésité. A cette théorie nous nous arrêterons beaucoup plus longtemps qu'à toutes les autres, parce qu'elle nous paraît expliquer d'une façon complète et précise l'ensemble de toutes les manifestations que l'on peut saisir dans l'obésité.

Nous allons donc exposer maintenant comment nous comprenons la pathogénie de l'obésité.

Le délire est un trouble de l'idéation, l'obésité est une perversion morbide de la fonction régulatrice des centres nerveux trophiques de la nutrition cellulaire, tissulaire et organique.

La trophicité obéit à des lois, résultats des phénomènes d'influence, de convergence des actions des cellules nerveuses qui constituent le centre trophique. Les parties constitutrices d'une machine obéissent au régulateur, de même l'organisme représente une formation autonome mais sa direction et son fonctionnement relèvent du régulateur qui est ici le système nerveux central. Les cellules des centres agissent les unes sur les autres par des phénomènes de tension qui se combinent et la résultante, directrice des fonctions, est la somme de ces tensions. Facteur d'une infinité de causes, elle se présente sous les modalités les plus diverses, se modifiant suivant la statique et la dynamique des éléments nerveux. Or l'état et le fonctionnement de ces éléments nervenx varient sous l'influence des causes les plus multiples : les lésions de nutrition, les altérations du sang, les substances toxiques et infectieuses, les variations de la température organique, enfin, les affections des organes avec lesquels les éléments nerveux se trouvent en connexion physiologique.

Si donc à un moment quelconque la tension des actions moléculaires des cellules nerveuses de trophicité est modifiée, il arrivera que la force intime et directrice des fonctions de nutrition se perturbera dans le sens de la variation centrale.

Cette influence du système nerveux dans toutes les morbidités est évidente et il serait inadmissible de prétendre à l'autonomie d'un élément au milieu d'une association étroite de parties de vitalité commune. Examinant l'ensemble de la pathologie, il serait impossible de rencontrer un exemple de cette autocratie organique.

On a donc avec juste raison la tendance de faire grandir le rôle joué par le système nerveux et bientôt il sera le grand responsable de tous nos maux. Comme le dit fort bien Leven.

« La vie c'est la nutrition, la santé c'est la nutrition parfaite.....

« Toute influence sur un viscère ou un appareil n'est autre qu'une influence sur le centre nerveux de cet appareil ou de ce viscère... Si cette action est disproportionnée le centre nerveux est troublé et dans son fonctionnement et dans ses réactions ».

Le système nerveux souffre-t-il? Tout souffre dans l'organisme et tel un navire, son gouvernail perdu, s'en va balloté par les flots au gré des vents et des marées, tel l'organisme, privé de son régulateur qui est le système nerveux, fonctionne sans convergence de ses actions vers le seul et unique but : la vie.

En présence donc de cette multiplicité, et de cette variabilité des modalités de l'influence nerveuse, rien ne saurait nous empêcher de rechercher dans le système nerveux lui-même l'étiologie pathogénique de l'obésité, d'arriver à constituer un groupe particulier d'obésité, une classe spéciale où les obésités seront primitives et idiopathiques, s'opposant à un autre groupe que nous avons déjà étudié sous le nom d'obésités symptomatiques.

Sans doute le régime alimentaire, le genre de vie au point de vue travail musculaire, les maladies antérieures peuvent être facteur de la genèse de l'obésité. Nous ne nierons pas davantage l'influence de l'hérédité comme l'ont démontré les Tables de Chambers et

Bouchard, et la thèse de Worthington, mais ces obésités ne sont point pour nous primitives et nous classons dans la catégorie des obésités symptomatiques toutes ces adiposes qui sont le résultat d'une disposition, d'un état diathésique, d'une activité nutritive vicieuse, transmis aux enfants par des parents malades et par l'intermédiaire du système nerveux.

Sur 94 cas examinés par M. le professeur Bouchard, pour 85 il a trouvé des antécédents héréditaires, pour 9 il n'a pu rien découvrir, ces 9 cas sans doute devraient entrer dans notre catégorie des « obésités idiopathiques ».

Quelle est donc la pathogénie ?

1° *Des obésités idiopathiques.*

2° *Des obésités symptomatiques ?*

Obésités idiopathiques. — La cellule tissulaire s'empare des matériaux nutritifs qui sont mis à sa disposition, les réunit, les transforme, les dissocie pour les synthétiser plus tard de manière à constituer des molécules plus complexes et par conséquent plus instables qui se désagrègeront, se détruiront, manifestant la vie. Ces modifications subies par la substance nutritive au contact des cellules tissulaires sont identiques à celles qui se font dans le tube digestif et sont dues à des actions de ferments. Les ferments les plus divers, les plus opposés existent dans la cellule et exercent leurs actions simultanément ou consécutivement sur la matière mise en leur présence. Ce travail se fait sous l'influence du système nerveux. L'influx nerveux est fourni par les centres qui envoient ainsi l'ordre de travailler suivant telle manière, qui conditionnent les actions chimiques ou physiques, exagérant certaines, anihilant les autres.

« L'élaboration du ferment n'est pas en soi un acte vital; ce qui est vital c'est peut-être la formation de ce ferment, c'est certainement la mise en jeu de ce ferment par le système nerveux » (Bouchard).

A l'état normal le fonctionnement régulier du centre trophique fait que l'obésité ne doit pas exister. L'ordre de brûler les matériaux susceptibles de produire de la graisse est donné. Mais qu'il arrive un accident à ce centre, que cet accident soit d'origine centrale ou périphérique, les excitations nerveuses se perturberont et l'obésité apparaîtra.

Par accident d'origine périphérique nous admettons toutes les causes qui ont leur genèse dans les tissus et les organes. Si au contraire, tout restant normal dans l'organisme, l'appareil cérébral subit à un instant donné l'influence d'une action nocive d'origine externe, nous avons ce que nous désignons sous le nom d'accident central.

L'agent qui agit dans ce dernier cas, peut revêtir les formes les plus diverses. Il n'est pas obligé d'avoir une objectivité particulière, de pouvoir être apprécié cliniquement par des symptômes nets et susceptibles d'être perçus immédiatement. L'action se manifestera par les modifications qui s'établiront plus tard dans les dépendances de l'élément directeur lésé.

Le cerveau réagit aux impressions qui lui parviennent. Si les sensations sont trop fortes ou trop aiguës, au lieu d'occasionner des activités cérébrales ordinaires, elles y procréeront une perturbation dans le fonctionnement et ces modifications morbides pourront porter sur toutes les facultés intellectuelles. De même, le centre trophique de la nutrition se ressentira de cette action nocive.

Une émotion trop vive ou trop fréquemment renouvelée, des contrariétés nées d'une modification malheureuse du *modus vivendi*, d'accidents pécuniaires, sont susceptibles de déterminer des troubles dans les centres trophiques, et dans l'organisme apparaîtra l'obésité.

Notre observation n° 3 le montre très bien. La malade, victime il y a quatre ans de revers de fortune, éprouva à cette époque un ébranlement nerveux intense. Elle se mit alors à engraisser et en peu de temps elle devenait obèse.

Ainsi donc les obésités idiopathiques existent. Leur genèse est facile à saisir. Sans doute cette classe d'obésités sera au début, avec une pathogénie ainsi comprise, difficilement enrichie de cas nombreux, mais plus on analysera les phénomènes intimes de la vie organique et plus on s'apercevra que l'élément nerveux est le facteur principal de l'adipose.

2° *Obésités symptomatiques.* — L'obésité idiopathique reconnaît comme cause une lésion primitive du système nerveux et cette lésion existe avant toute autre manifestation morbide. Dans les obésités symptomatiques la cause primitive est extra-nerveuse. Elle naît dans l'organisme, s'y développe, et n'agit que médiatement. Il lui faut un intermédiaire pour qu'elle produise l'obésité : c'est la lésion du centre trophique.

Les maladies d'un organe se répercutent sur tous les nerfs centrifuges et centripètes de cet organe. Les conducteurs de l'influx nerveux étant lésés, par leur intermédiaire les centres subissent l'influence de l'état morbide et défectueux de l'organe atteint. Si le centre trophique est suffisamment touché, l'obésité peut alors s'établir non seulement dans l'organe primitivement malade mais encore dans tout l'organisme.

Le mécanisme de cette obésité est à partir de ce moment le même que dans le cas des obésités idiopathiques. Les dépôts graisseux qui se formeront dans l'organisme, ne s'établiront qu'à la faveur d'une bradytrophie et ce ralentissement de la nutrition est commandé par le système nerveux.

Dans la première classe d'obésités le système nerveux est seul facteur et seul cause, dans la seconde il est encore primordial mais n'agit que secondairement à une cause facilement appréciable.

Les Traitements. — L'obésité a été traitée depuis la plus haute antiquité. Epris de la beauté du corps, les anciens la considéraient comme une difformité inesthétique contre laquelle il fallait lutter. Sans remonter au régime d'Hippocrate, véritable précurseur des régimes modernes, ni aux prescriptions de Galien ou d'Arétée de Cappadoce, les traitements imaginés sont si multiples que nous n'essayerons point de tous les résumer.

Dans les temps plus rapprochés de nous on ne trouve à signaler historiquement que deux médications : la cure par le vinaigre scillitique et celle par le savon. C'est seulement vers le milieu du siècle dernier que la thérapeutique de l'obésité est entrée dans une période de recherches basées sur la chimie et la physiologie. Alors commence à paraître cette longue liste de régimes parmi lesquels nous citerons ceux de Dancel, de Harvey-Banting, d'Ebstein, d'Œrtel, de Vogel, de Germain Sée, de Schweninger, de Dujardin-Beaumetz, d'Albert Robin, de Bouchard, de Pfeiffer, d'Hirschfeld, de Noorden, de Debove.

Tous les régimes reposent sur deux grandes idées générales :

1° Diminuer les recettes en imposant aux malades une alimentation, dont la quantité et la qualité sont calculées et réduites au minimum.

2° Augmenter les dépenses de l'organisme en instituant un système de moyens capables de relever l'énergie du système nerveux affaiblie : occupations professionnelles, distractions, voyages, stimulations cutanées périphériques, frictions sèches, hydrothérapie, bains froids, bains de mer chauds ou froids, travail musculaire exagéré, sports.

Ces deux principes, rationnels en apparence, ne s'accordent cependant pas d'une façon précise avec la pathogénie et l'étiologie de l'obésité. Il est facile de leur faire quelques critiques, en demandant des arguments à la genèse elle-même de l'adipose.

Si le malade mange avec excès, si cette suralimentation crée une dyspepsie susceptible de provoquer des troubles dans les centres trophiques de la nutrition cellulaire, il faut diminuer ou plutôt réglementer cette alimentation. Mais cette thérapeutique ne saurait s'appliquer à ces nombreux obèses qui ont une alimentation inférieure à la normale ou qui mangent normalement. Dans l'obésité, la graisse s'accumule parce qu'elle n'est pas brûlée en quantité suffisante, parce qu'il y a un ralentissement de l'oxydation due à une modification fonctionnelle et non à une alimentation exagérée. Si l'on veut lutter d'une façon efficace contre une maladie, il faut s'adresser à la lésion elle-même. Les régimes reposent sur un principe rationnel quand on s'adresse aux suralimentés, mais ils ne sauraient convenir à tous ceux qui engraissent sans causes alimentaires. Quelle que soit l'origine acceptée, qu'on trouve la genèse de l'adipose dans l'hérédité ou dans la diathèse, dans les affections aiguës ou chroniques dans les lésions primitives du système nerveux, il faut toujours s'adresser à la cellule troublée, aux centres perturbés dans leur fonctionnement et créateurs de l'état morbide.

Il faut augmenter les dépenses. Certes si le malade a une hygiène défectueuse, s'il a une profession sédentaire et ne fait aucun exercice, il faut nécessairement augmenter un peu son travail musculaire, mais sans avoir l'idée de brûler par ce procédé tout l'excès de graisse. Debove écrit : « Pour faire maigrir, il faudrait que l'exercice aille jusqu'au surmenage, et le surmenage ne doit jamais être conseillé. »

La thérapeutique de l'obésité, déjà si riche en régimes, a été dotée au cours du siècle dernier d'une collection très variée de médicaments nouveaux qui devaient, à leur naissance, être les remèdes spécifiques de la maladie. Citant les principaux, nous indiquerons les purgatifs alcalins, les eaux minérales alcalines de Vichy, de Brides-Salins, de Marienbad, les acides végétaux, l'iode, les préparations iodurées, enfin les préparations thyroïdiennes qu'ont préconisées Leichtenstern, Javal, Rendu, Schiödte, Gottlieb, Linn, Hosslin, etc.

Tous ces médicaments possèdent des propriétés désassimilatrices, mais elles n'échappent point au reproche que déjà nous avons fait aux régimes. Ils s'attaquent à la graisse et non à la maladie. Certains de ceux-ci sont sans danger, mais parmi eux ils s'en trouvent qui augmentent la dénutrition en exposant le malade à de graves accidents. La cure thyroïdienne offre en effet des dangers et a provoqué des cas de mort.

Dans ces dernières années, le traitement a fait des progrès grâce aux travaux du docteur Guilloz qui a montré la grande efficacité des courants de haute fréquence. Les résultats obtenus sans aucun danger pour le malade ont été très satisfaisants.

L'exposé critique de tous ces modes de traitement montre que le remède spécifique n'est point encore trouvé.

Dans ce travail, nous proposerons une nouvelle méthode de cure de l'obésité. Nous n'avons nullement la prétention de doter définitivement la thérapeutique du moyen infaillible de guérir l'obésité d'une façon absolue. Nous pensons simplement être d'une grande utilité aux malades, et cette idée nous a suffi pour exposer aujourd'hui nos recherches.

CHAPITRE II

Etude Physique
du courant galvanique à interruptions rapides
Ses propriétés physiologiques

Aux cinq modalités de l'énergie électrique connues depuis longtemps : la galvanisation, la faradisation, la franklinisation, la voltaïsation sinusoïdale, les courants de haute fréquence, est venue s'ajouter en ces dernières années une nouvelle espèce de courant, mise en lumière par M. le professeur Leduc, de Nantes : le courant galvanique à interruptions rapides.

Le courant galvanique à interruptions rapides a une forme particulière. Il peut être graphiquement représenté de la manière suivante :

Soit deux lignes perpendiculaires l'une à l'autre. En ordonnée on porte l'intensité, en abcisses les temps. Le courant alternativement s'établissant et s'interrompant, on a ainsi une succession de trapèzes, appliqués par leur grande base sur la ligne des temps. Leur hauteur est constante et proportionnelle à l'intensité ; leur base est proportionnelle à la durée de passage du courant, et la distance qui sépare deux trapèzes est proportionnelle à la durée des interruptions.

La ligne part de l'intensité zéro, monte brusquement au moment de la fermeture du circuit à une certaine intensité I, s'y maintient un temps donné par le nombre d'interruptions à la seconde, redescend brusquement à l'ouverture du circuit et revient à O, y reste

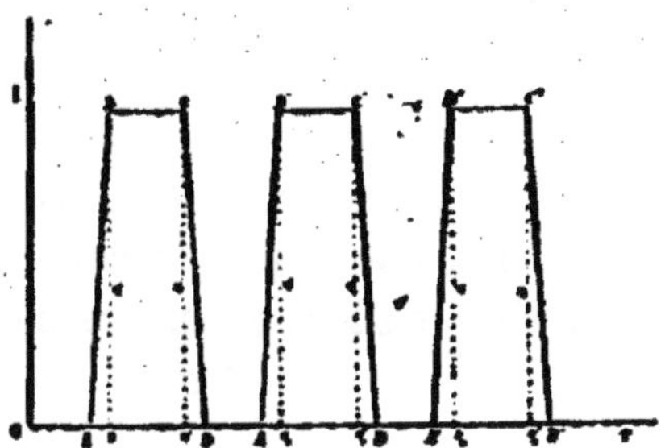

Forme du courant galvanique à interruptions rapides

et remonte à l'intensité I à une nouvelle fermeture.

C'est, en réalité, un courant continu que l'on ferme et que l'on ouvre brusquement un grand nombre de fois par seconde.

Quels sont les procédés qui permettent d'obtenir ce courant ? Pour le produire il faut :

1° Une source de courant continu, dont les trois principales sources sont les piles, les accumulateurs et les canalisations urbaines de courant continu ;

2° Un dispositif pour faire graduellement varier la

tension dans le circuit, tel qu'un collecteur, un réducteur de potentiel;

3° Un interrupteur produisant des interruptions régulièrement espacées, dont il est avantageux de pouvoir faire varier le nombre dans des limites aussi grandes que possible et pourvu d'un dispositif permettant de faire varier de 0 à 1 la durée relative des passages et des interruptions;

4° Un milliampèremètre qui, placé sur le circuit, donne l'intensité du courant. Un voltmètre mis en dérivation sur les deux électrodes indique à chaque instant la différence de potentiel établie entre elles.

Nous ne décrirons point ici les sources de courant, piles ou accumulateurs, ni les réducteurs de potentiel, ni les interrupteurs, parce que, trop nombreux, ils nous feraient sortir de notre exposé résumé du courant. Au chapitre III, nous décrirons le dispositif que nous avons adopté.

Nous nous contenterons d'exposer les principales caractéristiques physiques du courant et ses propriétés physiologiques étudiées jusqu'à ce jour.

Caractéristiques physiques. — Le courant galvanique à interruptions rapides possède un grand avantage sur tous les autres courants. Il permet de régler et de mesurer avec précision la durée de chacun des passages du courant, de déterminer d'une façon exacte les grandeurs électriques : potentiel, intensité et quantité, agissant dans les actions physiologiques, de connaître en un mot tous les facteurs du problème électrothérapique.

La durée absolue de chaque passage est donnée par la connaissance du nombre d'interruptions en l'unité de temps, et de la fraction de période pendant laquelle passe le courant.

Supposons qu'il y ait 100 interruptions par seconde et

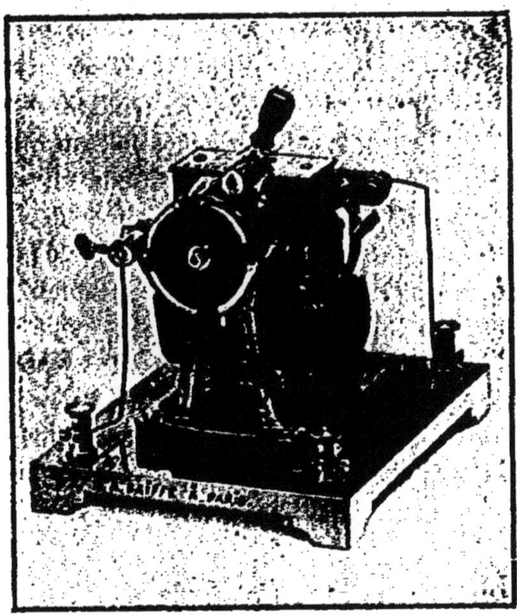

Interrupteur de M. le Professeur Leduc

que le courant passe pendant $\frac{1}{1000^e}$ de la période, il s'en déduit que la durée de passage est de $\frac{1}{100.000^e}$ de seconde.

Ces fractions de temps excessivement petites sont calculées d'une manière fort simple et très précise. Prenons pour exemple l'interrupteur du type Contremoulins-Gaiffe. « Sur un axe, mis en mouvement par une dynamo est monté un disque isolant portant des pièces métalliques sur lesquelles frottent deux balais dont un mobile. Si le courant s'établit et cesse simultanément pour chaque balai, le courant n'est interrompu que pendant le temps très court pendant lequel

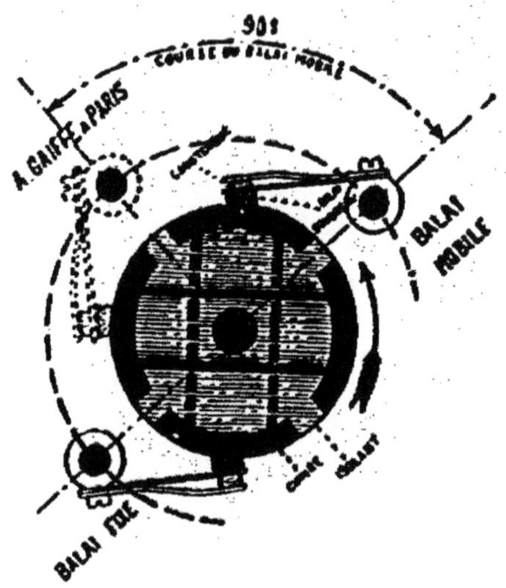

Schéma de l'Interrupteur

les balais franchissent les espaces isolants qui séparent chaque armature ; par le dépalecement du balai mobile on peut arriver à ne fermer le circuit que lorsqu'un des balais a déjà effectué la moitié, les 3/4, les $\frac{99}{100}$ ou une fraction quelconque de son parcours sur l'armature de sorte que le courant ne passe plus que pendant la moitié, le quart, le centième ou une fraction quelconque de la période ». (Leduc).

Dans la pratique il est meilleur et plus avantageux d'avoir une graduation indiquant la fraction de période durant laquelle le courant passe. A ces « desiderata » répond le nouvel interrupteur, construit par Gaiffe : On peut d'une part, par la simple lecture d'un vernier, savoir le temps de passage du courant à chaque interruption ; on peut également connaître à tout instant la vitesse de rotation de l'interrupteur.

D'une autre façon il est possible de déterminer cette durée, cette fraction de période.

Le milliampèremètre à périodique donne l'intensité du courant. Considérant l'intensité marquée pour le courant interrompu et l'intensité absolue pour le circuit fermé, on voit qu'on peut déduire cette dernière de la première, quand on connaît la durée du passage du courant. Comme en effet la période d'oscillation du milliampèremètre est beaucoup plus grande que celle du courant, les déviations deviennent proportionnelles aux quantités de courant qui les traversent. Si le courant passe pendant $\frac{1}{100}$ de la période, l'intensité marquée par le milliampèremètre.

Désignant par i l'intensité du courant intermittent, par I l'intensité absolue, par 1000 la période, par n la durée de passage en millièmes de période on a :

$$i = \frac{n\,I}{1000} \text{ d'où } I = \frac{1000\,i}{n}$$

De cette formule on peut déduire :

$$n = \frac{1000\,i}{I}$$

On peut aussi avoir la durée de passage du courant par la connaissance du rapport qui existe entre l'intensité du courant interrompu et l'intensité absolue.

Ainsi par exemple on ferme le circuit sur une résistance non polarisable, on élève la tension jusqu'à ce que le milliampèremètre marque par exemple 10 mA. Faisons marcher l'interrupteur et déplaçons le balai mobile jusqu'à ce que l'intensité du courant interrompu soit de 1 mA. Le courant passe pendant $\frac{1}{10}$ de la période. On peut ainsi établir des durées de passage beaucoup plus courtes, et M. le professeur Leduc a pu mesurer des durées de passage d'environ $\frac{1}{300.000}$ de seconde.

Il est alors facile de déterminer la quantité d'électricité. Connaissant la durée de passage t, et l'intensité du courant en circuit fermé I, on applique la formule :

$$Q = I t$$

Pour obtenir la quantité d'énergie correspondante on se sert de la formule ;

$$E I t$$

Propriétés Physiologiques. — Ces caractéristiques et cette possibilité de mensuration précise donnent au courant une supériorité incontestable. Il peut rendre plus de services qu'aucune des autres formes de courants employées en médecine. Les courants induits peuvent dans toutes leurs applications, être remplacés par les courants galvaniques à interruptions rapides. Ceux-ci peuvent avec plus de perfection, faire tout ce que fait l'induction et ils permettent d'accomplir beaucoup d'opérations pour lesquelles les courants induits sont inefficaces. Ils forment l'excitant le plus susceptible de mesure.

L'objectif le plus passionnément poursuivi par l'électrothérapeute est en effet la détermination de l'excitatant en grandeur et en caractères.

La recherche de l'excitabilité neuro-musculaire, fournit une évidente confirmation de cette idée. Un groupe neuro-musculaire, à l'état normal, réagit à une excitation donnée, spécifiée en grandeur et en caractères. Plus ou moins dégénéré cet organe réclamera pour la même contraction une excitation différente. Les travaux de M. le professeur Leduc ont montré « que nous avons, dans la mesure des durées de chacun des passages du courant interrompu, un moyen d'apprécier l'état pathologique des nerfs et des muscles, car à mesure que progresse la dégénérescence d'un organe neuro-musculaire il faut des durées de passage de plus en plus longues pour en provoquer l'excitation » (Leduc).

Les durées de passage exercent une action manifeste sur l'excitation. Pour un nombre d'interruptions invariable le voltage nécessaire à une excitation déterminée dépend de la durée de passage, de même pour un voltage donné l'excitation a comme facteur aussi le temps de passage. A mesure que les durées de chaque passage du courant diminue, la tension obligatoire et nécessaire pour l'excitation augmente. Néanmoins si les durées deviennent infiniment courtes, des tensions, même très fortes n'auront plus aucun effet excitant. « Comme d'autre part on peut donner au courant à interruptions rapides les propriétés physiologiques du courant continu, en rendant très courtes les durées de passage et en maintenant constant le nombre des interruptions, on s'aperçoit que le courant interrompu sert d'intermédiaire entre le courant continu et les courants de haute fréquence, que sa courbe unit tous les courants et subordonne toutes leurs propriétés et toutes les autres grandeurs à une seule grandeur : la durée de chacun des passages. »

Cette durée de passage intervient également pour expliquer cette constatation « que pour une même action superficielle l'action excitatrice pénétrait d'autant plus profondément que leur tension était moindre. » La durée la plus favorable est de 1/1000e de seconde.

Les effets du courant interrompu varient enfin suivant la position de l'interrupteur dans le circuit.

L'interrupteur peut occuper deux places. Ou bien, il est placé sur le fil négatif ou bien il se trouve branché sur le fil positif. Suivant la situation de l'interrupteur, générateur de la forme du courant, les actions excitatrices varient et elles ne sont pas toujours les mêmes, quel que soit le point du même circuit.

Si l'interrupteur est situé entre l'électrode indifférente et la source, si l'électrode active est en rapport direct avec cette source, on a une excitation à potentiel invariable puisque l'électrode active conserve toujours un potentiel fixe. Mais lorsque, au contraire, les interruptions se font entre l'électrode active active et la source, on a une électrode active qui subit des variations de potentiel. Fournissant des excitations à potentiel variable, ces excitations sont toujours plus fortes que dans le cas précédent « soit par action excitatrice plus grande soit par modification de l'excitabilité ; l'excitation neuro-musculaire produite par un courant donné est d'autant plus grande que la variation de potentiel au point excité est plus grande » (Leduc).

Le courant galvanique à interruptions rapides possède un autre grand avantage sur toutes les autres formes de l'énergie électrique. Il impressionne directement le cerveau et agit sur lui d'un façon beaucoup plus énergique.

Les expérimentateurs, qui ont étudié les réactions cérébrales sous l'influence des courants électriques, ont pratiqué la mise à nu de la substance nerveuse et l'excitation é[illegible] portée sur la surface même de la zône motrice par Fritsh et Hitzig, Ferrier, Albertini, François Frank.

Avec le courant à interruptions rapides, il n'est pas besoin de trépaner le crâne pour agir sur le cerveau. Sa très grande puissance de pénétration le rend capable d'exercer une action profonde sur les centres au travers même de la calotte osseuse.

Lorsqu'on fait traverser le cerveau d'un chien ou d'un lapin par le courant à interruptions rapides, il se produit des modifications profondes dans le fonctionnement des centres nerveux, modifications que M. le professeur Leduc a décrites sous le nom d'« Inhibition cérébro-électrique » ou « Narcose cérébrale ».

L'inhibiton cérébro-électrique consiste en un sommeil tranquille, prolongé, et en une anesthésie générale complète. Le sommeil est réalisé sans douleur apparente, en laissant intacts les centres de la respiration et de la circulation. L'action somnifère se règle et se suspend à volonté et le sommeil n'est suivi d'aucune réaction après le réveil. On réalise cette inhibition cérébrale chez les animaux, à l'aide d'une faible force électromotrice et d'un courant interrompu pendant 1/10 de période 100 à 200 fois par seconde. L'anode est placée sur les reins de l'animal, la cathode est sur sa tête. « A l'aide d'un réducteur de potentiel on élève lentement le potentiel. L'animal doucement, progressivement, sans un cri, sans un mouvement de défense ou de fuite, sans un signe de douleur passe dans un état d'inhibition cérébrale analogue au sommeil chloroformique, dans lequel à part la conservation des réflexes, l'animal ne réagit à aucune excitation et semble dans un état d'anesthésie générale absolue. Si connaissant le courant nécessaire, on l'établit brusquement par la fermeture instantanée du circuit, l'inhibition cérébrale est soudaine, l'animal tombe sur le flanc la respiration est suspendue ; après 10 secondes les contractions cessent, la résolution s'établit, après 15 secondes la respiration recommence et l'animal se maintient dans cet état pendant un temps indéterminé. » (Leduc).

L'inhibition cérébrale a été produite aussi chez l'homme. MM. les professeurs Albert Malherbe et Alfred Rouxeau, ont fait cette expérience sur M. le professeur Leduc lui-même, qui raconte ainsi ses impressions : « Lorsque le courant était au maximum, nous entendions encore comme dans un rêve, ce qui se disait autour de nous ; nous avions conscience de notre impuissance à nous mouvoir et à communiquer avec nos collègues ; nous sentions les contacts, les pincements, les piqûres de l'avant-bras mais les sensations étaient émoussées comme celles d'un membre profondément engourdi. L'impression la plus pénible est de sentir la dissociation et la disparition successive des facultés ; cette impression est identique à celle d'un cauchemar dans lequel en présence d'un immense danger on sent que l'on ne peut ni proférer un cri ni accomplir un mouvement. Cependant nous avons toujours pensé suffisamment pour regretter que nos collègues ne poussassent pas plus loin le courant pour achever l'inhibition » (Leduc).

« A l'ouverture du circuit le réveil est immédiat, le retour des fonctions cérébrales instantané. Il ne se produit aucun mauvais effet consécutif, on éprouve au contraire une sensation de bien-être et de vigueur physique » (Leduc).

Chez le lapin on a obtenu aussi l'inhibition respiratoire, mais pour cela on doit dépasser le voltage avec lequel on obtient le sommeil électrique. « Sous l'influence de l'élévation graduelle du voltage les mouvements respiratoires prennent d'abord de l'ampleur tout en s'accélérant. Ils deviennent surtout de plus en plus irréguliers ; le volume de la poitrine augmente peu à peu. Puis les mouvements diminuent d'amplitude ; ils s'espacent, le thorax revient sur lui-même jusqu'à un degré intermédiaire entre l'inspiration et l'expiration. Le myographe donne alors une ligne horizontale, n'offrant que de minimes et très rapides oscillations, semblables à celles que peuvent fournir au même moment les autres muscles de la respiration » (Leduc).

Si on supprime brusquement le courant, une expiration profonde se produit. Lentement le thorax revient sur lui-même. Les mouvements respiratoires reprennent petits et lents d'abord, puis rapides et amples. On peut maintenir l'animal dans cet état d'inhibition pendant une minute sans que le cœur s'arrête et on peut le reproduire plusieurs fois en faisant reposer l'animal entre chaque pause apnéique.

Il peut arriver aussi que la mort se produise pendant cette pause apnéique mais c'est un accident rare et M. Leduc n'a enregistré que sept cas de mort sur 74 expériences. Sur ces sept morts cinq avaient été volontairement provoquées.

Suivant les conditions spéciales où l'on se place, on peut provoquer tantôt des phénomènes d'inhibition, tantôt des phénomènes moteurs répondant indiscutablement aux différentes périodes du mal comitial.

Ces expériences d'épilepsie expérimentale ont été faites sur le lapin, le chien et la chèvre. En élevant brusquement l'intensité l'animal est pris de contractions généralisées, brusquement il tombe sur le flanc, vide son intestin et sa vessie, et la respiration s'arrête. En procédant graduellement la résolution se fait et l'animal entre dans un coma qui est de plus en plus profond.

L'aura, les périodes tonique puis clonique, suivies de coma sont enregistrées, et tous les détails de la crise épileptique se montrent d'une façon nette et précise.

Pendant la crise, au début l'œil est convulsé en dedans et en haut ; puis quand les convulsions toniques surviennent, la pupille se contracte et son diamètre atteint à peine celui d'une tête d'épingle. Elle se dilate ensuite peu à peu pendant la phase clonique pour atteindre son maximum pendant le coma. La température est toujours abaissée chez l'animal après l'accès, puis elle remonte peu à peu.

Ces accès sont enfin fonction de la quantité d'énergie électrique dépensée pour les provoquer, et nous ne pouvons obtenir un accès complet que si cette énergie correspond à une certaine tension et à une certaine intensité toujours la même pour un même animal.

Ces diverses expériences constituent l'ensemble des principales recherches faites sur le courant galvanique à interruptions rapides. Elles montrent que ce courant possède une action énergique et constante sur le système nerveux.

CHAPITRE III

Dispositif expérimental

Le courant galvanique à interruptions rapides, ainsi défini en son mode de production, en sa forme et en ses caractères, a été employé dans toutes nos expériences.

Notre dispositif expérimental a toujours été le même. Pour une seule série d'expériences, cependant, nous avons supprimé l'interrupteur, parce que nous voulions savoir s'il fallait accorder à la qualité ou la quantité l'étiologie des résultats obtenus. Pour obtenir une conclusion nette, nous devions, en effet, fournir la même quantité d'énergie sous une forme différente.

Notre dispositif est très simple. Il comporte les quatre éléments nécessaires à la production du courant :

1° *La source de courant* continu est fournie par la canalisation urbaine de courant continu, donnant un courant de 120 volts ;

2° Le courant galvanique que nous utilisons est donné par un *réducteur de potentiel* du type Maury, aux bornes duquel arrive le courant de la ville. Le courant ainsi réduit, pris en dérivation du courant primaire, forme un circuit secondaire, le seul utilisable ;

3° Ce circuit secondaire se compose de deux fils métalliques reliant les électrodes aux bornes du réduc-

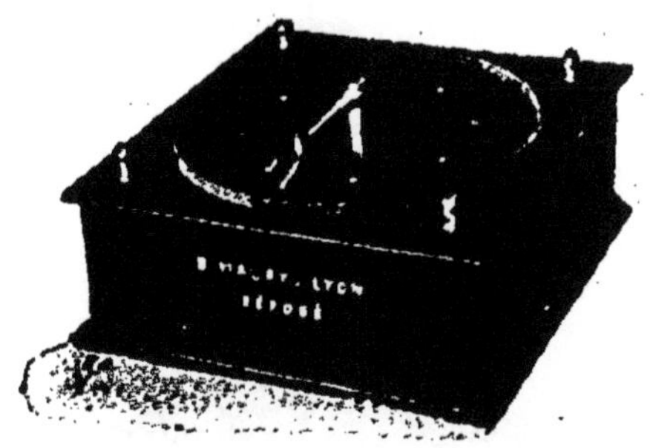

Réducteur de Potentiel de M. Maury

teur. Sur ces fils sont branchés l'interrupteur et le milliampèremètre.

Le milliampèremètre est placé sur le courant même et par conséquent, en tension. Il est du type Chauvin-Arnoux. Apériodique il permettra de mesurer exactement l'intensité du courant.

L'interrupteur est placé sur le fil positif. Celui que nous avons employé est un interrupteur dû à M. le professeur Bordier et construit par Maury, de Lyon.

Il se compose d'un cylindre de cuivre présentant une échancrure qui occupe le tiers de la circonférence et dans laquelle on a placé de la fibre isolante. Un charbon appuie sur ce cylindre, qui est en cuivre plein dans sa partie inférieure et sur laquelle frotte un autre charbon. Le cylindre est entraîné par un petit moteur à axe vertical. Un rhéostat réducteur de potentiel permet de communiquer à ce moteur des vitesses variables et permet ainsi d'accroître ou

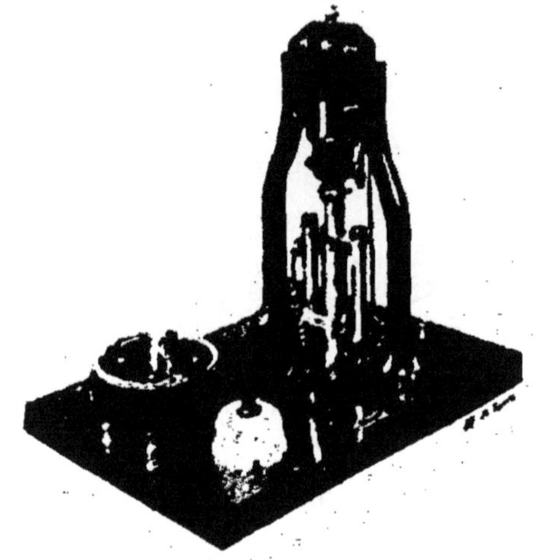

Interrupteur pour courants à interruptions rapides.

de diminuer le nombre des interruptions. A chaque tour du cylindre, le courant subit une interruption.

Nous avons gradué cet interrupteur et déterminé le nombre d'interruptions par minute correspondant aux différentes positions de la manette du rhéostat. Pour cette graduation, nous nous sommes servis du signal de Desprelz et du cylindre enregistreur de Marey. Le style du signal trace une ligne droite, tant que l'électroaimant n'est pas excité et un crochet quand passe le courant. Il nous suffit, dès lors, de compter les crochets inscrits sur le papier noirci pour avoir le nombre des interrupteurs.

La vitesse de rotation du cylindre a été calculée en prenant la moyenne des temps mis par le cylindre à faire 100 tours complets. Nous avons ainsi pour trois expériences : 3'8", 3'6" ; 3'7". La moyenne des temps est donc de :

$$\frac{3'8'' + 3'6'' + 3'7''}{3} = 3'7''$$

Il nous suffit de savoir le nombre d'interruptions inscrites sur un tour complet de cylindre, pour obtenir les interruptions données par notre appareil par seconde ou par minute.

Le cadran du rhéostat de notre interrupteur est partagé en 9 secteurs égaux. Notre manette peut donc occuper 9 positions qui seront des repères. Nous déterminons le nombre des interruptions correspondant aux 9 repères. Le chiffre trouvé est encore la moyenne de trois résultats. Appelant les positions par les lettres A, B, C, D, E, F, G, H, I, nous obtenons les chiffres suivants :

Position	A........	1.056	interruptions à la minute.
»	B........	1.278	»
»	C........	1.524	»
»	D........	1.890	»
»	E........	2.574	»
»	F........	2.946	»

Position G........ 3.774 interruptions à la minute.
» H........ 3.922 »
» I........ 4.206 »

Il est dès lors facile de calculer chaque durée de passage et la somme totale de ces durées de passage pour une seconde ou pour une minute.

Si le cylindre faisait par exemple 60 tours à la seconde on aurait 60 interruptions et le temps mis pour tour complet serait de $\frac{1}{60}$ de seconde. Comme le courant passe pendant le $\frac{2}{3}$ du temps que met le cylindre à faire un tour et est interrompu pendant $\frac{1}{3}$ de ce temps, on aurait :

Comme temps de passage $\frac{2}{3} \times \frac{1}{60} = \frac{2}{180} = \frac{1}{90}$ de seconde.

Comme temps d'interruption $\frac{1}{3} \times \frac{1}{60} = \frac{1}{180}$ de seconde.

Connaissant le nombre de tours fait à la minute, x, pour avoir le temps de la durée de passage on applique la formule :

$$T = \frac{2}{3} \times \frac{1}{x} = \frac{2}{3x} \text{ de minute,}$$

Et pour avoir ce nombre en fractions de seconde on multiplie le numérateur par 60, ce qui donne :

$$T = \frac{2 \times 60}{3x} = \frac{120}{3x}$$

L'interrupteur est placé sur le fil positif pour avoir une excitation à potentiel constant. L'excitation ainsi est plus faible mais la pénétration n'en est pas pour cela diminuée.

4° Le circuit est fermé par deux électrodes qui permettent une application indolore du courant, grâce aux précautions que nous avons prises pour les choisir. Si l'élection d'une électrode peut paraître accessoire, quand il s'agit d'une expérience sur l'animal, cette question devient très importante si l'on envisage l'application du courant à l'organisme humain.

La forme de nos électrodes thérapeutiques est rectangulaire. Elles ont 300 centimètres carrés. Nous prenons nos électrodes plus longues que larges pour obtenir une plus grande surface de contact entre le rachis et l'aire énergétique. Nous les courbons pour permettre leur accolement complet avec le relief de la région : rien n'est plus douloureux en effet que ces discontinuités de contact existant sous une électrode. Des effets douloureux apparaissent même à une faible intensité et le malade ne peut supporter une séance un peu longue. Le rôle d'une électrode n'est pas seulement de permettre l'entrée ou la sortie du courant, mais aussi de procurer l'application la moins douloureuse possible.

« La construction des électrodes, leur grandeur, leur forme ont une importance extrême » comme l'a dit M. le professeur Bordier. Aussi faut-il s'occuper de la structure intime de l'électrode dont dépend si souvent l'échec d'une thérapeutique.

Dans un article sur « *le choix du métal à employer pour les électrodes* », M. le professeur Bordier cite le cas d'un de ses malades à qui il avait fait la galvanisation de la moelle. « Le malade supportait avec deux électrodes de 150 centimètres carrés placées au niveau du sacrum et du dos un courant continu de 80 à 100 m A sans la moindre douleur; il accusait simplement une sensation de chaleur douloureuse. Ce malade eut besoin pour ses affaires d'aller habiter Paris une vingtaine de jours; comme son traitement électrique ne devait pas être suspendu, il se rendit auprès d'un confrère parisien qui se mit en devoir de faire la galvanisation de la moelle, en lui appliquant deux électrodes au bas et en haut de la colonne. Quand le patient revint à Lyon, la première chose qu'il nous dit fut la suivante : « L'électricité de Paris n'est donc pas la même que celle de Lyon, je n'ai jamais pu supporter plus de 8 m A, alors qu'ici vous lanciez un courant de 100 m A ». Je lui demandais alors immédiatement comment étaient faites les électrodes du confrère parisien; il me répondit qu'elles étaient constituées par un métal paraissant être de l'étain recouvert de peau marron ressemblant à la peau de chamois et qu'elles étaient un peu moins larges que les miennes. »

L'électricité de Paris étant identique à celle de Lyon, toute la différence vient de l'électrode, il existe donc une haute importance à posséder des électrodes qui pour un minimum d'inconvénients donnent des résultats maxima.

L'électrode se compose de deux éléments : *une partie solide, une partie spongieuse et molle*, intercalée entre l'élément solide et la peau du malade. Si l'électrode en effet ne comportait qu'une lame de charbon ou de métal sans un recouvrement de parties molles, on procurerait, même par de faibles intensités, des réactions douloureuses intenses et on déterminerait des eschares.

L'élément solide doit être en métal. Certains praticiens se servent du charbon, mais cette substance a le grave inconvénient de ne présenter aucune souplesse et de se briser facilement. Des recherches de M. le professeur Bordier sur le laiton, le cuivre, l'étain, le platine, l'aluminium, il appert que le platine et l'aluminium sont les deux meilleurs métaux pour constituer la charpente d'une électrode. Le platine étant très cher, l'aluminium est le seul métal pratique pour constituer le positif, le seul qui donne des électrodes bonnes, ne s'altérant point par l'usage et fournissant toujours d'excellents résultats. Si on ne veut pas se servir de l'aluminium, on peut employer aussi le cuivre, mais en le faisant platiner.

L'élément spongieux qui doit recouvrir le métal n'est pas indifférent. La peau de chamois et l'amadou très souvent employés ont après une imbibition complète une résistance beaucoup trop faible et donnent des effets douloureux. Plus sont voisines en effet la résistance de l'électrode et la résistance de l'épiderme sous-jacent, plus sont légers les effets sensitifs.

On a préconisé l'argile, le parchemin, l'amiante, la gaze et le feutre épais. Cette dernière matière est très bonne, mais la contexture doit être telle que l'eau soit d'une manière uniforme retenue dans ses mailles, à cause des eschares susceptibles de se produire aux points de résistance trop faible.

Toutes les électrodes que nous avons employées ont été construites sur ces principes. Une lame d'aluminium forme la charpente et un feutre épais constitue la substance spongieuse.

Les deux électrodes employées dans nos applications du courant à l'organisme humain sont, comme nous l'avons déjà dit, rectangulaires, courbées légèrement et d'une surface de 300 centimètres carrés.

Celles dont nous nous sommes servis dans nos expériences sur les animaux sont beaucoup plus petites. Elles ont une aire de 15 centimètres carrés et sont rectangulaires.

Avant chaque emploi les électrodes sont soigneusement imbibées d'eau tiède contenant en solution une légère quantité de chlorure de sodium.

Ainsi ont été établis notre dispositif expérimental et notre installation de traitement. Nous allons maintenant exposer les résultats obtenus.

CHAPITRE IV

Recherches Expérimentales

Deux idées ont toujours dirigé notre étude, ont constamment présidé à l'orientation de nos recherches. Nous désirions savoir :

1° Si le courant galvanique à interruptions rapides possédait une action quelconque sur la nutrition et le développement des animaux ;

2° S'il en existait une, quels étaient ses facteurs ?

1° Action du courant

Notre première série d'expériences a porté sur deux lots de lapins :

A. — *Lapins jeunes ;*

B. — *Lapins adultes.*

Nous avons employé dans toutes ces expériences la méthode de M. le professeur Leduc. Nous avons déterminé chez nos sujets l'inhibition cérébrale. Nous devions employer plus tard une autre méthode qui devait d'ailleurs donner d'aussi bons résultats, mais possédait l'immense avantage d'être utilisable, sans aucun danger et sans la moindre douleur, pour l'application de ces courants à l'organisme humain.

A. — *Lapins jeunes.* — Les expériences entreprises sur les lapins jeunes ont eu pour but de connaître l'action du courant sur le développement de ces animaux.

Nous prenons deux lapins âgés de trois semaines environ et de poids sensiblement égaux. L'un est électrisé, l'autre n'est que témoin. Chaque jour nous les pesons tous les deux et tous les deux jours nous en électrisons un, toujours le même.

Notre technique opératoire est la suivante :

Nous plaçons la manette du rhéostat de l'interrupteur en face de la division 6 du cadran. Cette position donne 3774 interruptions à la minute ou 62,9 par seconde. L'électrode négative est sur la nuque soigneusement rasée et maintenue par une lame caoutchoutée formant muselière. L'électrode positive est appliquée à la partie postérieure du corps, au niveau de la région lombaire, elle aussi soigneusement rasée. L'animal étant dans le circuit et l'interrupteur marchant régulièrement, l'intensité du courant est portée rapidement entre 18 et 20 mA. L'animal est agité de contractions violentes et rapides, de contractures généralisées et tombe sur le flanc, les membres antérieurs en extension, les membres postérieurs en flexion. Il ne respire plus, Aussitôt alors on diminue d'une façon progressive l'intensité jusqu'à ce que la respiration se rétablisse. L'intensité est ainsi ramenée à 8 mA. et maintenue en ce point pendant toute l'expérience.

Cet ensemble de phénomènes donne un véritable aspect dramatique à la production de l'inhibition cérébrale. Nous ne possédions pas alors la pratique de ces expériences. Plus tard, le caractère dramatique ne réapparaitra point.

Le procédé parfait pour arriver à obtenir l'inhibition cérébrale et pour éviter les diverses phases prodromiques est d'élever progressivement le courant.

L'animal tombe alors sur le flanc et entre dans un sommeil de plus en plus profond. La perfection est presque obtenue, si le courant est mathématiquement rythmé et d'intensité constante. La plus légère irrégularité dans la succession des interruptions, les variations de résistance, les coaptations momentanées incomplètes, produisent des phénomènes moteurs qui se limitent en général à des secousses de contractions musculaires. Pendant que l'intensité augmente on peut noter quelques secousses de la face et des spasmes glottiques.

Cette technique opératoire est appliquée par nous pour la première fois le 25 avril 1904. Cette date marque le début de nos expériences.

A cette séance, l'intensité du courant est portée à 18 mA. L'animal est agité de contractions violentes, se raidit et tombe sur le flanc. Aussitôt après sa chute, on ramène l'intensité à 8 mA. La raideur disparait, la respiration reparait et reprend son rythme régulier après une apnée de quelques secondes. L'inhibition cérébrale existe et l'animal est anesthésié. Il ne réagit plus ni à la piqûre ni au toucher. Seul le réflexe conjonctival persiste encore, mais est très diminué. Le courant, après dix minutes de passage est arrêté. Aussitôt l'animal se relève et ne semble pas avoir subi la moindre modification dans sa vitalité. Il marche bien, ne présente pas de paralysie ; il offre simplement une légère gêne des mouvements du train postérieur disparaissant très rapidement. Une demi-heure à peine après la fin de la séance, l'animal saute dans sa cage, est gai et bien portant. Il a été inhibé et n'a pas présenté les signes de l'attaque épileptique.

La deuxième séance eut lieu le 27 avril 1901. Elle fut marquée par la mort de l'animal. A 18 m.A. l'animal tombe sur le flanc : aussitôt l'intensité est ramenée à 8 m A. L'inhibition est précédée d'une phase de sommeil irrégulier et entrecoupé de soubresauts faisant onduler le corps entier. La respiration, disparue pendant 10 secondes, se rétablit assez facilement et devient régulière. Au bout de trois minutes le lapin meurt brusquement. La mort survient par un soudain arrêt de la respiration. Elle n'a point été annoncée par les prodrômes habituels en la circonstance tels que l'issue de sérosité sanguinolente ou spumeuse par les narines, et l'apparition de mouvements incessants de régurgitation. Aussitôt nous essayons de ranimer l'animal. La respiration artificielle, le passage du courant avec des interruptions voisines de celles de la respiration, les frictions énergiques, ne réussissent pas à ranimer notre sujet :

La cause de la mort est difficile à donner. Y-a-t-il lieu de supposer qu'elle est due à des phénomènes de stangulation ? L'électrode placée sur la nuque était en effet maintenue par une lame de caoutchouc passant sous le menton, rendant possible ainsi une compression de l'arbre respiratoire. Faut-il y voir au contraire un accident analogue à ceux qui furent signalés dans des cas identiques et où la mort était due à la brusque formation d'un considérable œdème du poumon ? S'agit-il d'un spasme de nature réflexe en relation avec les modifications de tension circulatoire, produite par une action sur les centres ? S'agit-il d'une inhibition primitive des centres respiratoire ou cardiaque ?

Parmi toutes ces hypothèses nous choisissons celle de la mort par spasme de nature réflexe, car à l'autopsie on trouve des poumons violacés ; le parenchyme crépite sous les doigts et la pression fait sortir de la trachée, des bronches et du parenchyme, une écume sanguinolente, une sérosité spumeuse décelant l'infiltration interstitielle du parenchyme.

Les expériences interrompues par la mort du premier sujet sont immédiatement reprises sur le lapin témoin. Un autre lapin, frère du précédent et du même âge, jouera désormais le rôle de témoin.

La première séance d'électrisation est faite le 27 avril avec la même technique opératoire c'est-à-dire en élevant lentement l'intensité à 18 m A. L'anesthésie est atteinte. Ramenée à 8 m A l'intensité y est maintenue pendant 10 minutes. L'inhibition est complète, l'anesthésie presque absolue. L'animal demeure couché sur le flanc et complètement immobile. Si on le pince, si on le soulève en le prenant par les poils ou la peau on constate une flaccidité et une inertie totale. Les piqûres, les coupures les plus superficielles comme les plus profondes ne provoquent aucune réaction. La respiration est régulière mais très rapide, de 100 à 130 par minute. L'œil est entr'ouvert et la cornée ne réagit pas au toucher. A la fin de la séance l'animal ne présente pas de troubles apparents ; il ne semble pas avoir souffert et il ne manifeste aucun sentiment de crainte. Il remue, saute et « gambade joyeusement ».

Les séances sont faites régulièrement tous les deux jours, du 27 avril au 20 juin 1901, sauf du 2 au 10 juin. A ces dates elles sont interrompues. Du 20 au 27 juin il n'y en eut pas. Reprises le 27 juin elles sont terminées le 8 juillet.

A chaque séance nous employons la même technique : *Interruptions :* 3774 à la minute. *Intensité :* au début 18 m A. ramenée et maintenue à 8 m A. *Durée de la séance :* 10 minutes.

Aucune séance sauf celles du 11 et du 13 juin n'est marquée d'incident ou ne présente des faits nouveaux particuliers à noter. L'anesthésie et l'inhibition s'établissent toujours aussi facilement et l'animal se réveille « joyeux et gai, l'air un peu étonné comme s'il sortait d'un profond sommeil qui eût été tout parsemé de rêves agréables et longs. » La respiration oscille toujours entre 100 et 130 mouvements à la minute et demeure régulière et bien rythmée. L'animal ne souffre aucunement de la séance.

Le 11 juin, à la fin de la séance, l'animal ne se relève

pas. Sur ses membres antérieurs il se dresse élevant le thorax et la tête mais laissant traîner sur la table à expériences ses membres postérieurs flasques, mous et atônes. L'anesthésie localisée à la partie inférieure

DATES	Poids du lapin électrisé	Poids du lapin témoin	DATES	Poids du lapin électrisé	Poids du lapin témoin
1904			1904		
27 avril	E 335 gr.	320 gr.	1er juin	E 1230 gr.	1240 gr.
28 »	343	354	2 »	1242	1254
29 »	E 390	377	3 »	1255	1290
30 »	429	407	4 »	1278	1300
2 mai	E 500	480	6 »	1289	1282
3 »	535	508	7 »	1313	1301
4 »	E 556	542	8 »	1332	1311
5 »	578	578	9 »	1355	1322
6 »	E 602	606	10 »	E 1367	1361
7 »	632	630	11 »	1321	1283
9 »	E 687	673	13 »	E 1312	1370
10 »	720	706	14 »	1302	1425
11 »	E 773	783	15 »	E 1306	1470
12 »	780	790	16 »	1378	1564
13 »	E 822	845	17 »	E 1392	1601
14 »	815	835	18 »	1435	1610
16 »	E 830	850	20 »	E 1505	1702
17 »	890	925			
18 »	E 930	968	27 »	E 1800	1818
19 »	979	1004	28 »	1799	1825
20 »	E 990	1022	29 »	E 1796	1832
21 »	1015	1034	30 »	1788	1836
23 »	E 1040	1049	1er juill.	E 1787	1850
24 »	1057	1064	2 »	1804	1879
25 »	E 1086	1096	4 »	E 1810	1897
26 »	1115	1118	5 »	1816	1903
27 »	E 1147	1151	6 »	E 1826	1912
28 »	1150	1185	7 »	1837	1924
30 »	E 1181	1199	8 »	E 1840	1940
31 »	1201	1216			

du corps persiste et la paraplégie est presque complète. Cet état dure environ 10 minutes. Peu à peu alors l'animal mobilise son arrière-train, reprend

Son

quelques mouvements, secoue l'engourdissement qui semblait l'envahir. La sensibilité reparait, les mouvements deviennent plus nombreux, d'amplitude et de

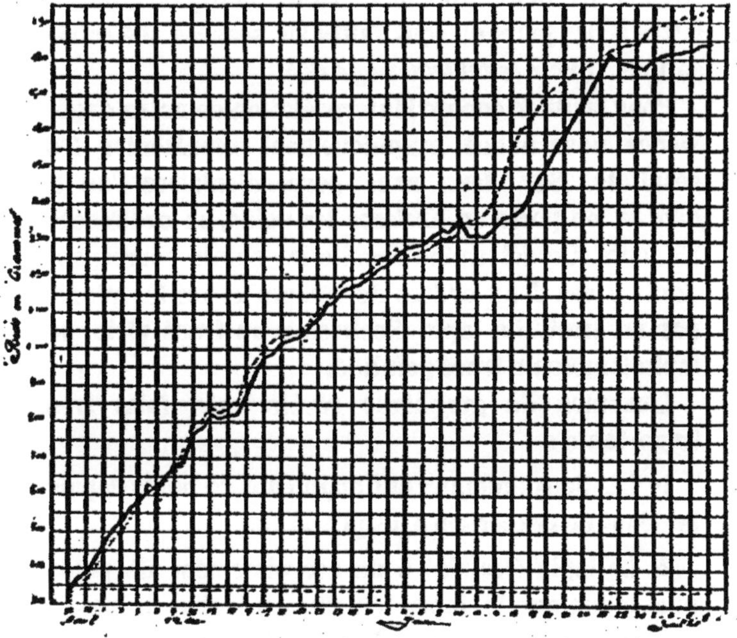

Fig. 4. — Graphique de l'Expérience n° 1.

Trait pointillé : lapin témoin. — Trait plein : lapin électrisé.

rapidité plus grandes. Enfin au bout de 20 minutes, l'animal a retrouvé le parfait usage de ses membres.

Le 13 juin le même phénomène est observé mais moins accentué. En quelques minutes les accidents ont fait place à une vitalité absolument normale.

Celte longue expérience qui a duré du 27 avril au

8 juillet 1904, nous a donné des résultats très significatifs et d'une interprétation facile. Voici les chiffres fournis par les pesées quotidiennes auxquelles sont soumis les deux animaux. Nous marquons de la lettre E, les jours où sont faites les séances d'électrisations. (*Voir le tableau page 65*).

Pour faciliter encore l'interprétation de notre expérience nous avons graphiquement représenter les résultats. Sur deux axes perpendiculaires l'un à l'autre, on porte en abcisses les poids, en ordonnées les jours. On détermine ensuite les points correspondants à ces deux ordres de valeurs et on les réunit par un trait. Le lapin électrisé a un tracé plein, le lapin témoin un tracé pointillé.

L'examen du graphique révèle trois faits très importants :

1° Les deux animaux ont augmenté de poids depuis le début de l'expérience jusqu'à la fin.

2° Le lapin électrisé a un accroissement de poids plus faible que le lapin témoin. Au début il pesait 15 grammes de plus que le lapin témoin. A la fin il pèse 100 grammes de moins. Une différence de 115 grammes s'est donc établie au profit du lapin témoin dont le tracé est d'ailleurs plus régulier.

3° Pendant les absences de séances d'électrisation du 2 au 10 juin, du 20 au 27 juin, l'animal habituellement électrisé augmente plus vite que son congénère. A la reprise des séances le poids redescend et diminue toujours de plus en plus.

B. — *Lapins adultes.* — Cette expérience a eu pour but de savoir si le courant galvànique à interruptions rapides agissait sur la nutrition des animaux adultes.

Nous prenons une lapine, pesant plus de trois kilogrammes et non en état de parturition. Nous recherchons les variations de son poids à l'état normal et après les séances d'électrisation.

Pendant 23 jours, du 27 mai au 19 juin 1904, nous enregistrons quotidiennement le poids de l'animal. Du 27 juin au 8 juillet 1904 nous le soumettons à des séances d'électrisation et à des pesées quotidiennes.

Nous nous servons du même dispositif et de la même technique que pour nos expériences sur les lapins jeunes. Il faut simplement porter au début l'intensité entre 35 et 40 m A pour provoquer l'inhibition cérébrale et obtenir l'anesthésie. Nous interrompons le courant 3774 par minute et nous maintenons ensuite l'intensité à 10 m A pendant 10 minutes. L'animal est pesé avant la séance.

Sur les séances nous n'avons rien de particulier à noter. Si nous en voulions faire le récit, il nous faudrait répéter ce que nous avons déjà dit pour notre précédente expérience. Aucun incident ne survient. La pratique nous rend d'ailleurs l'expérience plus facile et notre animal arrive à l'inhibition cérébrale sans phase convulsive. Souvent les périodes d'apnée passagère, les arythmies respiratoires n'apparaissent pas et seule une accélération des mouvements respiratoires est enregistrée. A la fin de la séance l'animal ne présente aucun trouble moteur ou sensitif. Comme au temps des simples pesées il jouit d'une excellente santé.

Cette expérience nous a donné les résultats suivants. Les séances d'électrisations sont indiquées par la lettre E.

DATES	Poids en grammes	DATES	Poids en grammes
27 mai 1904	3382	16 juin 1904	3352
28 »	3340	17 »	3320
30 »	3345	18 »	3340
31 »	3355	20 »	3355
1er juin	3385		
2 »	3327	27 »	E 3300
3 »	3378	28 »	E 3320
4 »	3392	29 »	E 3290
6 »	3390	30 »	E 3275
7 »	3327	1er juillet	E 3272
8 »	3380	2 »	E 3182
9 »	3330	3 »	E 3137
10 »	3402	4 »	E 3115
11 »	3440	5 »	E 3135
13 »	3335	6 »	E 3115
14 »	3320	7 »	E 3100
15 »	3370	8 »	E 3050

Le graphique suivant donne le détail et la forme générale des résultats. Les poids sont portés en ordonnée, les jours occupent la ligne des abcisses.

A l'examen on constate un fait d'une importance primordiale.

L'animal a, pendant les séances d'électrisation subi un amaigrissement égal au dixième de son poids initial moyen. Du 27 mai au 20 juin le poids oscille entre 3382 et 3355 grammes. Du 27 juin au 8 juillet ce poids, sous l'influence incontestable du courant, prend des valeurs de plus en plus faibles, descend de 3355 à 3050 donnant ainsi un amaigrissement de 305 grammes.

Synthétisant maintenant les résultats de nos deux expériences, on s'aperçoit qu'elles ont abouti au même résultats : développement plus lent pour le lapin en croissance, amaigrissement pour le lapin adulte. Cet ensemble de phénomènes ne peut reconnaitre que la

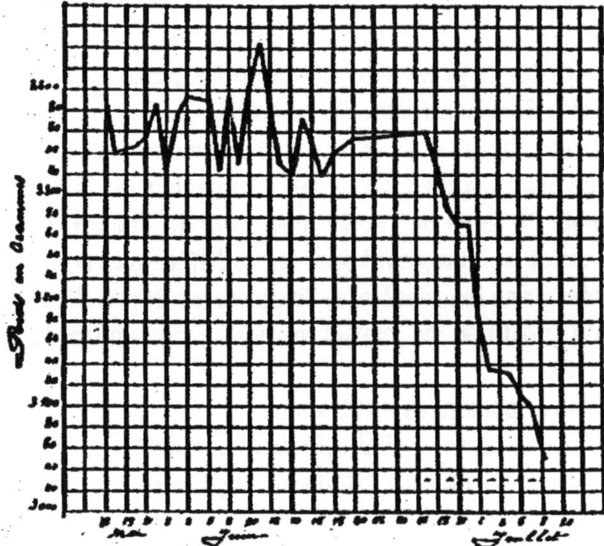

Fig. 5. — Graphique de l'Expérience N° 2

même cause. Le courant a démontré son action et fait apparaitre ses propriétés modificatrices de la nutrition. Appliqué sur la moëlle le courant a perturbé la nutrition, les échanges ont été transformés et les combustions extraorganiques augmentées.

Ainsi se trouve vérifiée la première de nos deux idées directrices : *le courant agit sur la nutrition.*

2° Éléments de l'Action

L'action du courant galvanique à interruptions rapides est un fait démontré expérimentalement. Il faut déterminer maintenant quels sont les facteurs actifs de cette action. Faut-il reconnaître la primordialité à la *quantité* d'énergie donnée ? Devons nous au contraire accorder la présence et la première place à la *qualité*, c'est-à-dire à la forme du courant.

Pour analyser la nature des éléments de cette action nous organisons deux séries d'expériences, en prenant le soin de faire nos recherches sur le même animal. Le sujet ne changeant pas, si des différences sont constatées dans les résultats, la cause ne devra être cherchée que dans les caractéristiques des courants employés.

Nos expériences envisagent :

A. — *L'étude de la quantité.*
B. — *L'étude de la qualité.*

A. — *Etude de la quantité.* — Un courant peut agir par sa quantité ou par sa qualité. Si la quantité est l'élément principal de l'action, il suffit de considérer la somme de courant employée, sans s'occuper de la forme que l'on peut donner à ce courant et il est permis de remplacer le courant galvanique interrompu par le courant galvanique continu. Si au contraire nous ne devons pas considérer comme absolument négligeables les caractères et les propriétés que sont susceptibles de communiquer à un courant les interruptions, les résultats obtenus sont nécessairement différents dans les deux cas.

Notre expérience n° 3 est organisée pour résoudre ce problème.

La condition primordiale de cette expérience est de donner au sujet la même quantité de courant que jadis en conservant toujours la même intensité.

Dans l'expérience n° 2 l'animal reçoit :

$Q = I\,T = 10\,mA \times \frac{2}{3} \times 60'' \times 10' = 10\,mA \times 400'' = 4$ coulombs.

Dans cette expérience nous lui donnons en abaissant la durée de la séance à 6' 40" et conservant

$Q = 10\,mA \times 6'\,40''\ I\ 10\,mA \times 400'' = 4$ coulombs

Les deux quantités sont donc égales.

Nous élevons progressivement l'intensité du courant jusqu'à 10 mA, et ne cherchons nullement à provoquer l'inhibition cérébrale, ce qui d'ailleurs est impossible avec le courant continu. Nous pesons quotidiennement l'animal pendant 28 jours du 16 décembre 1904 au 14 janvier 1905, sans séance d'électrisation. Nous commençons l'électrisation le 26 janvier 1905. A cette date le lapin pèse 2,856 grammes. Les séances sont faites jusqu'au 11 mars quotidiennement, elles durent pendant 6'40".

Les séances n'offrent rien de particulier à signaler. Le lapin ne présente aucune réaction au passage du courant, et seulement on constate une accélération des battements cardiaques et des mouvements respiratoires.

L'animal est pesé avant la séance, nous avons obtenu les résultats suivants. La lettre E indique les séances d'électrisation.

DATES	Poids en grammes	DATES	Poids en grammes
16 décemb. 1904	2763	3 février 1905	E 2800
17 »	2750	4 »	E 2853
19 »	2763	6 »	E 2845
20 »	2753	7 »	E 2898
21 »	2743	8 »	E 2820
22 »	2752	9 »	E 2863
23 »	2750	10 »	E 2878
		11 »	E 2883
4 janvier	2768	13 »	E 2860
5 »	2760	14 »	E 2863
6 »	2765	15 »	E 2850
7 »	2764	16 »	E 2893
8 »	2800	17 »	E 2888
9 »	2888	18 »	E 2863
10 »	2823	20 »	E 2890
11 »	2883	21 »	E 2857
12 »	2823	22 »	E 2820
13 »	2900	23 »	E 2890
14 »	2938	24 »	E 2861
		25 »	E 2854
26 »	E 2856	27 »	E 2842
27 »	E 2856	28 »	E 2883
28 »	E 2865	1er mars	E 2891
30 »	E 2868	2 »	E 2905
31 »	E 2835	3 »	E 2885
1er février	E 2835	4 »	E 2900
2 »	E 2837	5 »	E 3038

Le graphique suivant dans sa première partie résume cette expérience. Il contient aussi les résultats de l'expérience n° 4. Un trait plein et horizontal indique la période où nous donnons du courant continu. En ordonnées sont inscrits les poids, en abcisses sont portés les jours.

L'expérience nous montre que :

Le courant continu donné en quantité égale n'a point empêché le lapin d'augmenter de poids. Au 26 janvier le lapin pesait 2.856 grammes, au 11 mars il pèse 3.038 grammes.

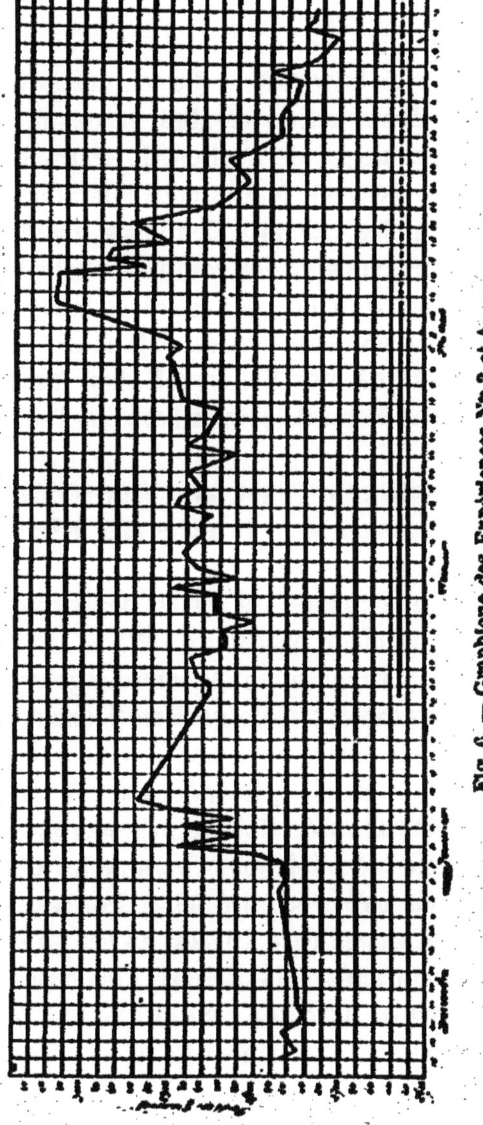

Fig. 6. — Graphique des Expériences N°s 3 et 4

Trait inférieur : plein, galvanisation continue ; pointillé, galvanisation intermittente rapide

L'ensemble des résultats démontre donc que le courant galvanique n'agit pas principalement par sa quantité.

B. — *Etude de la qualité.* — Le courant galvanique continu n'a donné aucun résultat. La quantité n'est pas facteur principal de l'action du courant. Si la même somme d'énergie fournie sous une autre forme ne donne point des résultats identiques, il faut savoir si en modifiant la qualité des courants, c'est-à-dire en donnant au même animal des courants interrompus, réapparaitront les observations déjà faites dans les expériences précédentes. S'il en est ainsi, il est facile de préciser les éléments primordiaux de l'action du courant.

Notre expérience n° 4 est faite pour vérifier cette hypothèse. Commencée le 14 mars elle se termine le 13 avril 1905.

Le dispositif employé est celui des expériences 1 et 2, mais le mode opératoire diffère. Prévoyant l'opportunité de l'application des courants galvaniques à interruptions rapides à l'organisme humain en certains cas pathologiques, nous modifions notre manière de donner le courant, persuadé que la nouvelle méthode n'est pas susceptible de métamorphoser les résultats. Cette idée était juste puisque les observations, que nous avons pu faire ici, concordaient avec celles antérieurement enregistrées. Au lieu de rechercher comme autrefois, l'anesthésie et l'inhibition cérébrale de l'animal avec des courants de 40 à 50 mA, pour ramener ensuite l'intensité à 10 mA, nous élevons lentement le courant jusqu'à 10 mA et nous le maintenons à cette intensité pendant 10 minutes. L'interruption donne 3.774 interruptions à la minute. De plus, au lieu de placer l'électrode négative sur la partie postérieure du crâne, on l'applique sur le rachis au niveau des vertèbres cervicales.

Les séances sont quotidiennes et vont du 14 mars au 13 avril 1905.

Au début de la première séance l'animal présente des contractions des membres postérieurs. Cette tétanisation est due à la situation de l'électrode positive qui, au lieu d'être placée exactement sur le milieu du rachis, empiète légèrement sur la masse musculaire de la ceinture pelvienne. Il suffit en effet de mettre l'électrode d'une façon précise sur le milieu du rachis pour faire disparaître des contractions. Les membres redeviennent alors souples et le sujet conserve un état normal apparent. Néanmoins le corps est agité de tremblements, si rapides qu'il faut appliquer la main sur le thorax pour s'en apercevoir. La sensibilité est intacte, la motricité n'est pas touchée. L'animal reçoit l'énergie électrique sans manifester la moindre douleur. La respiration est accélérée et le cœur bat sans arythmie, un peu plus rapidement qu'à l'état normal.

Nous obtenons les résultats suivants : Les séances d'électrisation sont indiquées par la lettre E (*voir tableau*).

Au lieu de faire un nouveau graphique il nous a semblé plus démonstratif de réunir dans le même les résultats des expériences 3 et 4. La comparaison devient beaucoup plus facile et par ce simple fait éclatera la véridicité de nos conclusions. La période pendant laquelle fut donnée du courant interrompu est indiquée par un trait horizontal et pointillé.

L'examen de ce graphique révèle un fait très important.

L'animal a diminué de poids. Au 14 mars il pesait 3,027 grammes, au 13 avril il accuse un poids de 2,739 grammes : une diminution de 297 grammes s'est produite.

DATES	Poids en grammes	DATES	Poids en grammes
14 mars 1905	E 3027	1er avril 1905	E 2772
15 »	E 2937	2 »	E 2765
16 »	E 2970	3 »	E 2758
17 »	E 2968	4 »	E 2755
18 »	E 2900	5 »	E 2750
20 »	E 2945	6 »	E 2780
22 »	E 2858	7 »	E 2740
23 »	E 2835	8 »	E 2725
25 »	E 2812	10 »	E 2707
27 »	E 2830	11 »	E 2740
28 »	E 2810	12 »	E 2731
30 »	E 2770	13 »	E 2730

L'expérience démontre donc que le courant agit par sa qualité et seulement par elle. La quantité cependant n'est pas un facteur négligeable et nous ne voulons pas dire que, l'intensité et le temps prenant des valeurs croissantes, le courant n'agira pas plus efficacement. En opposant les deux mots *quantité* et *qualité* nous avons voulu démontrer que, pour une somme donnée de courant, l'action ne relevait point de l'élément *quantité*, mais reconnaissait comme facteur, seul et unique, la *qualité*, c'est-à-dire la forme caractérisant le courant. La forme ne variant pas, les effets constatés seront nécessairement proportionnels aux quantités d'énergie fournies sous cette forme donnée.

Les quatre expériences exposées dans ce chapitre, constituent l'ensemble de nos recherches expérimentales sur les animaux. Les résultats observés nous permettent de donner trois conclusions générales, identifiant le rôle que les courants galvaniques à interruptions rapides sont susceptibles de jouer dans la thérapeutique :

1° Le courant galvanique à interruptions rapides agit sur la nutrition;

2° Il provoque l'amaigrissement et retarde le développement de l'organisme en croissance;

3° L'action ne relève que de la forme du courant.

CHAPITRE V

Application du courant galvanique à interruptions rapides à la thérapeutique Traitement de l'Obésité

La synthèse des résultats, fournis par nos recherches expérimentales, accréditait l'influence thérapeutique et efficace des courants de Leduc dans la cure de l'obésité. Leur application à l'organisme, présentant l'ensemble symptomatique de cette maladie, devait donner une amélioration considérable si la guérison n'était point obtenue.

Nous avons donc depuis un an demandé à la clinique électrothérapique la confirmation et la vérification de nos observations expérimentales. Notre conception de l'action curatrice du courant de Leduc a été justifiée par les observations cliniques que nous exposons en ce chapitre.

Le traitement a été appliqué par M. le professeur Bordier sur deux malades et par nous sur deux étudiants de forte corpulence.

Le dispositif que l'on doit employer est le suivant.

Le courant est appliqué au moyen de deux électrodes d'une surface de 300 centimètres carrés au minimum. L'électrode négative est placée sur la nuque au niveau des cinq dernières vertèbres cervicales et des deux premières dorsales. L'électrode positive est appliquée sur la région lombaire. L'interrupteur est branché sur le fil positif et donne 4206 interruptions à la minute.

Nous relatons d'abord l'observation des deux étudiants.

Observation N° 1
(Personnelle)

M. L..., âgé de 21 ans, pèse 79 kilos 320. Taille : 1 m 71. Sa corpulence est de $\frac{79.3}{17.1} = 4.6$.

Il a toujours été gros. Pas de maladies antérieures, pas d'antécédents héréditaires. Pas d'obèses dans sa famille. Son régime a toujours été normal.

Le traitement commence le 8 février et est arrêté le 30 mars 1905. Il y a eu 20 séances. $I = 30$ mA. *T d'électrisation :* 15'. *Interruptions :* 4206. Les séances ont lieu :

En février : les 8, 9, 10. 13, 15, 17, 20, 21, 23, 25, 28.

En mars : les 2, 13, 15, 16. 20, 21 — 23, 25, 30.

Comme poids nous obtenons :

Le 8 février.....	79 k. 320
Le 17 février.....	78 k. 000
Le 27 février.....	77 k. 500
Le 13 mars.......	77 k. 000
Le 23 mars.......	76 k. 400
Le 30 mars	75 k. 500

$$\text{Corpulence finale : } \frac{75.5}{17.1} = 4.4$$

Le sujet n'éprouve aucune douleur ni pendant ni après les séances. Au début de la séance il éprouve une sensation de chaleur au niveau de l'électrode négative. Cette sensation disparait rapidement. Il n'éprouve rien au niveau de l'électrode positive. Dès que l'intensité dépasse 4 mA, le sujet perçoit une saveur

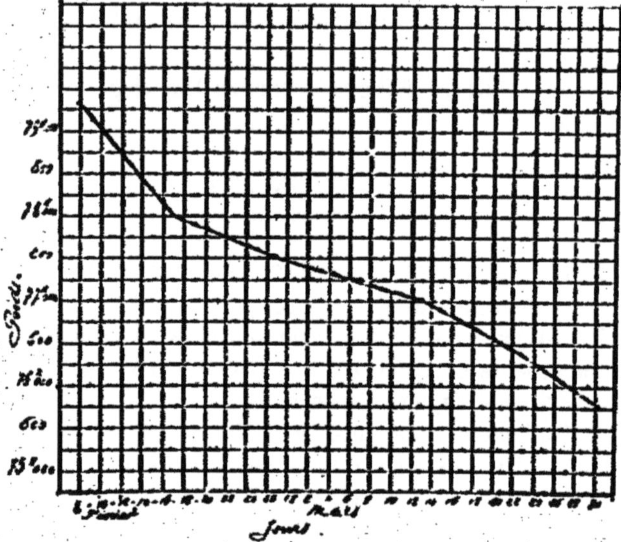

Fig. 7. — Graphique de l'Observation N° 1

métallique qui s'exagère par l'élévation de l'intensité. Elle dure pendant toute la première séance. Elle ne devait apparaître qu'au début des autres. Elle s'atténuait par la fréquence des séances. La première fois le sujet éprouve quelques sensations d'éblouissement, rapides, fuyantes, s'éffaçant par une légère diminution de l'intensité. Il croit voir tous les objets environnants trembler; il a l'illusion d'être placé dans une pièce éclairée par des lumières vascillantes et mobiles. Il se figure percevoir un tremblement de ses globes oculaires en posant légèrement la pulpe d'un doigt sur la cornée. Cette sensation est une illusion. Le globe oculaire est immobile ainsi que nous l'avons constaté.

Pas de gêne respiratoire, pas de céphalée, pas de contracture musculaire. A la fin de la séance, en enlevant les électrodes, on constate une rougeur diffuse à l'électrode positive, une rougeur assez vive et bien délimitée au niveau de l'électrode négative.

Le sujet fait arrêter les séances le 30 mars. Il a maigri de 3 k. 820.

Observation II
(Personnelle)

M. L... âgé de 23 ans, pèse 78 k. 200, sa taille est de 1 m. 72, sa corpulence est donc de $\frac{78.20}{17.2}$ 4.5. Il a toujours été gros, pas d'antécédents personnels ni héréditaires.

Le traitement commence le 22 février et finit le 28 mars 1905. Il y eut 16 séances I = 30 mA. Interruptions : 4200. T. 15. Les séances eurent lieu :

En février : les 22, 24, 27.

En mars : les 2, 3, 4, 10, 13, 14, 15, 16, 17, 18, 25, 27.

Comme poids nous obtenons :

Le 22 février............	78.200
Le 24 février............	77.500
Le 3 mars..............	76.500
Le 3 mars...............	76.000
Le 13 mars.............	75.500
Le 16 mars.............	75.200
Le 28 mars.............	75.100

La corpulence finale est de $\frac{75.1}{17.2}$ 4.3.

A la première séance le sujet éprouve les mêmes phénomènes que le précédent. Il a une sensation de picotements, d'arrachements au niveau de l'électrode négative quand le courant commence à passer. Il éprouve rapidement la saveur métallique intense et persistante. Pas de contracture. Pas d'étouffement. Le vacillement des objets est très vif. Le pouls est accéléré, il oscille entre 100 et 120 à la minute.

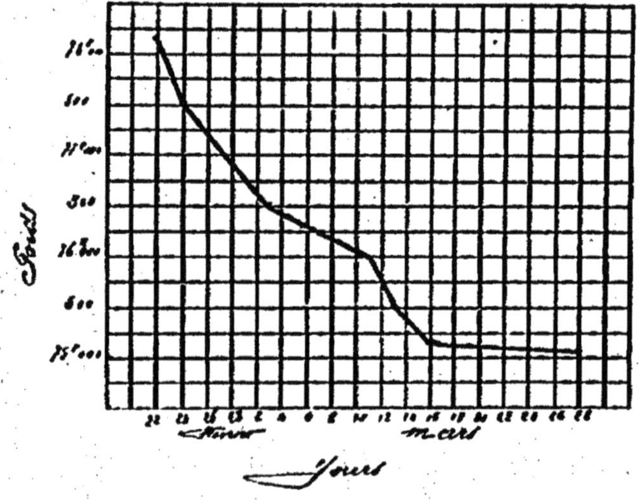

Fig. 8. — Graphique de l'Observation N° 2

Le cœur ne présente pas d'arythmie et il y a de 20 à 25 mouvements respiratoires à la minute.

Ces phénomènes apparus aux trois premières séances, s'atténuent aux suivantes. Le 11 mars après une séance de 20 minutes à 40 mA, n'ayant rien éprouvé immédiatement après la séance faite à 4 heures du soir, le sujet souffre vers 9 heures du soir d'une céphalée occipitale qui devait durer jusqu'au lendemain matin. Très énervé, il ne peut dormir et au réveil il a une sensation de picotement au pharynx.

A l'arrêt du courant, si l'intensité atteint 35 mA, le sujet prend une quinte de toux.

Le 28 mars le sujet fait arrêter les séances, mais depuis le 13 mars, effrayé sans doute par sa perte de poids, il se suralimentait, prenant en plus de son régime ordinaire : 2 œufs, 30 grammes de beurre et du lait.

Malgré tout l'amaigrissement est de 3 k. 10.

Observation N° 3

(Due à l'obligeance de M. le professeur agrégé Bordier.)

Mme A. G.... âgée de 43 ans, pèse 92 kilos et sa taille est de 1 m. 50. Sa corpulence est donc de: $\frac{92}{15} = 6.1$

« Personne dans sa famille ne fut gros ». Son obésité ne date que de 4 ans. Pas de maladies postérieures à cette époque. Il y a 12 ans bronchite. Il y a 4 ans à la suite de grandes contrariétés et de pertes pécuniaires, elle présenta toute une série de troubles morbides. Elle souffrait de crises gastriques incessantes. Traitée pour une affection gastrique rien n'y fait. Elle plaint alors de douleurs articulaires, de crampes dans les mollets. « Elle du feu sous la plante des pieds et ses jambes sont froides », dit-elle. Après diagnostic de rhumatisme nerveux, on la soigne en vain. Avec ces phénomènes apparaissent alors les débuts de son obésité. Elle grossit de plus en plus, sans modification de régime. En 30 mois elle passe de 75 kilos à 92 kilos. Elle est alors essouflée. Les escaliers la fatiguent, lesgrandes courses lui sont interdites et la plus légère fatigue lui donne des palpitations. Elle éprouve des sensations de froid aux extrémités des membres et elle souffre de plus en plus de douleurs. On aurait pu croire à un mal de Brigth, mais ses urines sont normales et le cœur est sain. Enfin elle ne dort pas.

Mme A. G... présentait ces symtômes bizarres quand elle commença le traitement électrique le 3 juin 1905.

I = 50 mA. T = 30'. Les séances ont lieu :

En juin : les 3, 5, 8, 10, 12, 15, 17, 19, 22, 24, 26, 29, 31.

En juillet : les 3, 6, 8, 13, 15, 17, 20, 22, 24.

Comme poids nous notons :

Le 3 juin : 92 k. 000.

Le 10 juin : « Elle se sent moins enflée et elle accuse que ses chairs et ses seins sont moins fermes ».

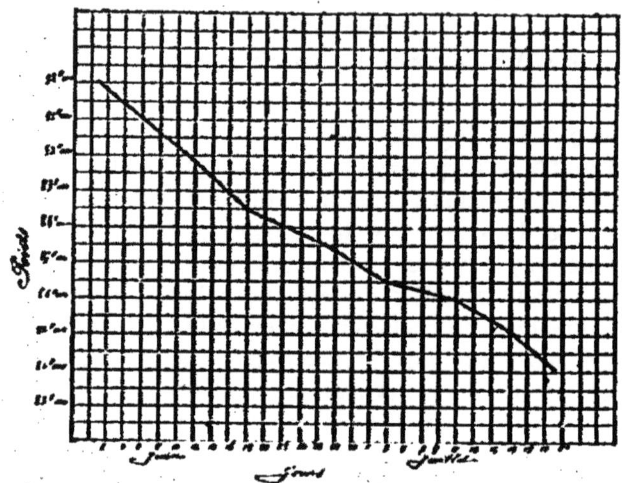

Fig. 9. — Graphique de l'Observation N° 3

Le 11 juin : 90 k. 000. « Elle sent ses jupons trop larges. »

Le 18 juin : 88 k. 500. « Elle a diminué de 5 centimètres son tour de taille. »

Le 27 juin : 87. 500.

Le 3 juillet : 86 k. 500.

Le 11 juillet : 86 k. 000.

Le 17 juillet : 85 k. 200.

Le 22 juillet : 84 k. 200. « Elle est obligée de serrer son corset de plus de 10 centimètres. »

La corpulence au 22 est $\frac{84.2}{15} = 5\ 6$.

Les séances ne présentaient rien de particulier. Mme A. G. éprouve la sensation de chaleur, d'arrachement au niveau de l'électrode négative. Elle perçoit la saveur métallique. Pas d'étouffement, pas de tremblements des objets. A l'ouverture du courant pas de quinte de toux.

La forte intensité ne l'incommode pas. La nuit, au début du traitement, elle dormait difficilement, elle était énervée, surexcitée, mais elle ne peut faire de l'intensité la cause essentielle de cette insomnie puisque depuis deux ans le sommeil est pour elle très difficile. Pas de céphalée.

Au contraire, les séances lui apportent un soulagement très apprécié d'elle. Les douleurs articulaires ont diminué, les crampes et les sensations de chaleur à la plante des pieds ont presque disparu. Elle dort mieux et ses nuits sont bonnes. Les sensations de fatigue éprouvées jadis sont maintenant très légères. « Mon caractère même s'est égayé, je suis plus gaie et plus heureuse », dit-elle un jour.

Aucune fonction n'a été troublée. L'appétit, les digestions, n'ont point varié. Les mictions seules sont plus fréquentes, plus abondantes, et sans albumine.

Mme A. G..., se sent très bien.

En 22 séances elle a maigri de 7 k. 800.

Observation IV

(Due à l'obligeance de M. le Professeur Bordier.)

M. O..., est âgé de 48 ans et exerce la profession de cafetier. Il pèse 117 k. 100, et a 1 m. 59 de taille. Sa corpulence est donc de : $c = \frac{117.3}{15.9} = 7.3$.

Pas d'antécédents héréditaires. Son obésité a commencé vers l'âge de 35 ans. Vers ce moment il eut une vie plus sédentaire que jadis.

Depuis longtemps il est essoufflé à l'occasion du moindre effort et il éprouve des palpitations et de la dyspnée quand il veut faire un travail pénible. Les promenades lui sont impossibles. Malgré un sommeil nocturne excellent, il éprouve toute la journée une invincible sensation de somnolence.

Pas d'excès alimentaires, peut-être un peu d'éthylisme.

Le traitement commence le 15 octobre 1906. Les séances sont de 20 minutes et l'intensité donnée est de 40 m A, avec 3770 interruptions à la minute.

Du 15 octobre au 15 novembre, il y a eu 27 séances.

Nous obtenons comme poids :

Le 15 octobre : 117 k. 300.

Le 20 octobre : 116 k. 200.

Le 1er novembre : 114 k. 900.

Le 5 novembre : 113 k. 800.

Le 10 novembre : 113 k. 400.

Le 15 novembre : 113 k. 100.

En un mois, on a obtenu une diminution de 4 k. 200.

Rien à signaler sur les séances. Le malade n'éprouve aucune douleur. Pas de tremblements oculaires, pas de contractions des membres.

L'état général du malade s'est très amélioré. L'essouflement est très diminué. La dyspnée et les palpitations ont disparu. La somnolence ne se montre plus.

Le malade nous déclare avoir fait le 14 novembre une promenade de 10 kilomètres, sans éprouver la moindre fatigue et la plus légère gêne respiratoire. Il lui semble que ses jambes sont plus légères. Ses vêtements sont devenus trop grands.

Le malade, éprouvant un grand bien du traitement, va le continuer.

CHAPITRE VI

Interprétation Physiologique des Résultats

Nous avons obtenu des résultats : il nous faut maintenant en donner une explication physiologique.

La pathogénie essentiellement nerveuse que nous avons acceptée pour l'obésité incitait à penser que l'agent, susceptible d'agir sur le système nerveux régulateur de la nutrition, devait avoir une influence modificatrice sur les lésions des centres trophiques de la nutrition.

L'action du courant galvanique à interruptions rapides sur le système nerveux était un fait démontré suffisamment par les travaux de Leduc, de Zimmern et Dimier, de Gouin. Il devait agir dans la cure de l'obésité, maladie d'origine nerveuse.

Nos recherches expérimentales sur l'animal, nos applications du courant à l'organisme humain atteint d'obésité, ont vérifié notre hypothèse.

Quel est donc le mécanisme de l'action du courant ?

Le courant agit en relevant l'énergie du système

nerveux affaiblie, en exerçant directement son action sur la mœlle. Grâce à sa remarquable propriété d'influencer le tissu nerveux à travers la substance osseuse, l'influx vient pénétrer la mœlle et les lignes de flux électrique rayonnent vers les centres trophiques de la nutrition. Le résultat de cette action est la régénération des éléments, troublés et anémiés par une cause morbide. C'est aussi la rénovation des fonctions des centres influencés, et dans le cas de l'obésité l'hyperfonctionnement des centres de nutrition provoquant l'augmentation des dépenses.

Pour vérifier cette hypercombustion intraorganique, nous avons fait l'analyse des excréta urinaires où l'on retrouve facilement les traces de la diminution ou de l'exagération des oxydations.

Comme il est difficile de demander à un malade de ville de recueillir ses urines pendant vingt-quatre heures consécutives, nous nous sommes nous-mêmes soumis à l'action du courant qui nous fut appliqué par notre ami le docteur Rouch.

Sans doute, nous ne présentions point les signes de l'obésité et notre poids de 60 kilos, notre taille de 1m67 ne nous accordaient en effet qu'une corpulence de : $\frac{60}{16.7} = 3.6$. Cependant nous admettions comme principe que, si le courant augmentait nos combustions intra-organiques, il nous serait permis de conclure qu'à fortiori les oxydations de l'obèse seraient augmentées et que les excreta urinaires devraient refléter ses modifications.

Dans ces analyses d'urine, nous avons cherché l'Azote de l'urée, l'azote total et le rapport $\frac{Az\,U}{Az\,t}$. Chez l'homme sain, en effet, la nutrition active tend à augmenter le chiffre de l'urée et à faire passer tous les corps azotés urinaires à l'état d'urée. Le rapport $\frac{Az\,U}{Az\,t}$ nous indique si la transformation est plus ou moins complète. Le coefficient normal moyen est de 0.85.

Nous n'avons cherché que ce rapport. Il nous aurait fallu pour posséder une analyse complète, trouver les trois autres rapports $\frac{C\,t}{Az\,t}$, $\frac{C\,U}{C\,t}$, $\frac{C\,e}{Az\,e}$ mais le temps nous a manqué et nous avons dû nous contenter du rapport $\frac{Az\,U}{Az\,t}$

L'expérience sur nous-même va du 16 mai au 30 juin 1906. Du 16 mai au 18 juin nous analysons six fois nos urines, sans faire de séances d'électrisation. Du 18 au 30 juin nous nous soumettons à l'action du courant.

Les séances ont lieu les 18, 20, 22, 25, 27 et 29 juin. La technique et le dispositif opératoire sont ceux qui furent employés dans toutes les applications du courant aux organismes humains.

La durée de la séance est de 15 minutes. L'intensité s'élève à 30 m A. L'interrupteur donne 3.022 interruptions à la minute.

Les séances n'offrent rien de particulier à signaler, et si nous voulions narrer les détails il nous faudrait, chose fastidieuse, répéter ceux que renferment déjà nos observations.

Deux points, dans cette expérience, attirent notre attention ; les variations de poids, et les modifications des excréta urinaires.

Le poids enregistré tous les deux jours, s'est toujours maintenu à 60 kilos, du 16 mai au 18 juin. Du

18 juin au 30 juin il a été en décroissant et le 30 nous ne pesons que 58 kilos.

L'analyse des urines comporte deux opérations bien distinctes :

1° *Le dosage de l'urée.*

2° *Le dosage de l'Azote total.*

1° Dosage de l'Urée. — Nous employons le procédé clinique, fondé sur la destruction de l'urée par l'hypobromite de soude, avec formation d'acide carbonique absorbé par l'excédent de soude du réactif et d'azote qui se dégage. Le volume de ce dernier permet de déterminer la quantité d'urée existant par litre d'urine.

Pour la solution d'hypobromite il existe de nombreuses formules. La meilleure est celle donnée par M. le professeur Hugounenq : « A 120 grammes de soude à 1.36 Beaumé on ajoute 70 centimètres cubes d'eau bouillie, puis 10 centimètres cubes de brôme ». (Hugounenq.)

L'appareil le plus usité pour le dosage est celui de Dannecy :

« Cet appreil est un tube gradué muni d'un renflement mélangeur et fermé par un bouchon de caoutchouc que traverse un tube à robinet. Sur l'appareil on a gravé trois traits : H, E et U. On verse de l'hypobromite jusqu'en H, de l'eau jusqu'en E, puis 2 centimètres cubes d'urine qui viennent affleurer au trait U. On place le bouchon, le robinet étant ouvert, puis on ferme ce dernier et on agite doucement pour bien mélanger. Après quelques minutes, on renverse le tube, le bouchon en bas, et on ouvre le robinet ; le liquide comprimé par l'azote s'échappe avec force ; quand il a cessé de couler on ferme, on redresse l'appareil ouverture en haut et on regarde à quelle division s'arrête la colonne de liquide. Le chiffre obtenu indique la colonne de gaz en dixièmes de centimètre cube ; en multipliant les centimètres cubes et dixièmes de centimètres cubes par 1.35, on obtient, en grammes, le poids d'urée par litre. » (Hugounenq).

1° Dosage de l'azote total. — On se sert de la méthode de Kjehldal « basée sur la transformation en ammoniaque, par l'acide sulfurique concentré et bouillant, de presque tous les corps azotés. L'ammoniaque, mise en liberté par la potasse, est dosée volumétriquement, on déduit l'azote » (Hugounenq).

Dans un ballon à fond rond, de 300 centimètres cubes de capacité, on verse : 10 centimètres cubes d'urine ; 10 centimètres cubes de SO^4H^2 concentré et pur ; et on ajoute 1 gr. 50 d'oxalate de potasse. On porte à l'ébullition et on continue jusqu'à décoloration du liquide. On distille ensuite ce mélange auquel on a ajouté de la lessive de soude jusqu'à alcalinisation du milieu. On recueille les produits de distillation dans de l'acide sulfurique normal. Le titrage de l'acide donne les centimètres cubes saturés par AzH^3 et chaque centimètre cube représente 0 gr. 14 d'azote.

Pour avoir l'azote de l'urée on applique la formule : $\frac{60}{28} = \frac{X}{x}$ d'où on tire : $x = \frac{X \times 28}{60}$ x est l'azote de l'urée : X le poids d'urée par litre.

Les résultats donnés par l'expérience sont indiqués dans le tableau suivant :

DATES	Quantité d'urine en centim. cubes	Quantité totale d'urée en grammes	Azote de l'urée par litre en grammes	Azote total en grammes	Rapport $\frac{Az\ u}{Az\ t}$
16 mai 1900	15 10	31 70	9 82	11 34	0 86
18 »	19 80	27 26	6 42	7 70	0 83
29 »	13 50	32 25	11 14	13 16	0 80
6 juin	22 10	32 05	7 50	8 82	0 85
14 »	18 90	28 57	7 50	8 96	0 82
15 »	15 37	27 50	8 37	9 68	0 86
18 »	18 20	28 00	7 18	8 40	0 85
19 »	15 80	33 27	9 828	9 91	0 90
20 »	20 30	34 51	7 93	8 82	0 89
25 »	15 80	34 34	10 14	11 03	0 91
29 »	18 30	35 31	9 00	9 52	0 94

Nous avons porté les valeurs du rapport $\frac{Az\,U}{Az\,t}$ sur le graphique n° 7. Les valeurs correspondantes à la période de non-électrisation sont réunies par un tracé pointillé ; celles de la période d'électrisation sont unies par un trait plein. Nous avons aussi inscrit les quantités d'urée excrétées et la même différence de tracé est adoptée.

Deux faits sont évidents :

1° La valeur du rapport tend vers l'unité ; c'est-à-dire que les corps azotés urinaires ont de plus en plus passé à l'état d'urée ;

2° Les quantités d'urée sont augmentées pendant la période d'électrisation.

Ainsi donc les combustions intraorganiques sont accélérées et augmentées sous l'action du courant. Le ralentissement de la nutrition s'affaiblit, et les oxydations deviennent plus intenses, les phénomènes décelés par l'analyse des excréta urinaires, auraient pu être encore mis en évidence par la mensuration des échanges respiratoires, par la recherche de la thermogenèse, mais ce sont là des observations qu'il est difficile et pour ainsi dire impossible de faire quand on s'adresse à l'organisme humain et surtout à des malades de clientèle. La thermogenèse varie trop à chaque instant de la journée, les échanges respira-

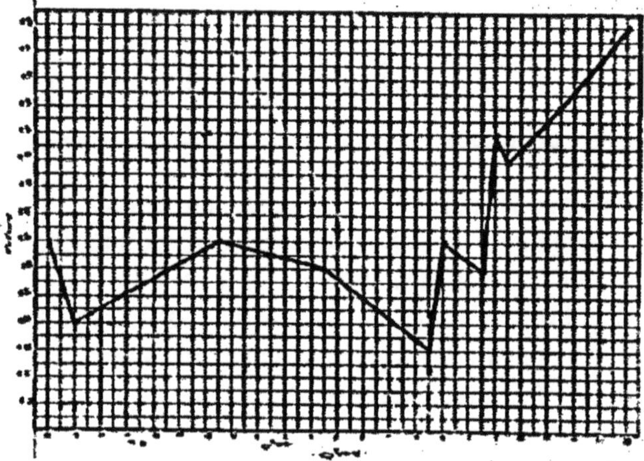

Fig. 10. — Graphique des Rapports [illegible]

toires se modifient trop suivant l'état de travail ou de repos du corps pour que leurs observations et leur enregistrement soient rigoureusement exacts. Nous ne l'avons donc point fait.

La synthèse des recherches expérimentales sur l'animal, l'application des courants à la thérapeutique, l'analyse des combustions par les modalités des excréta urinaires nous semblent suffisante pour qu'il nous soit possible de conclure en terminant :

« Le courant galvanique à interruptions rapides agit sur la nutrition en accélérant les phénomènes de combustion intraorganique, en relevant et revivifiant l'énergie du système nerveux affaiblie. Appliqué dans la cure de l'obésité et associé à l'hygiène indispensable à cette maladie, ce courant donne de bons résultats. »

CONCLUSIONS

I. — Le courant galvanique à interruptions rapides agit sur la nutrition. Il provoque l'amaigrissement de l'organisme adulte et retarde le développement de l'organisme en croissance.

II. — Le facteur le plus important de cette action est la forme du courant, c'est-à-dire la courbe obtenue en fonctions de l'intensité et du temps.

III. — La diminution de poids produite par ce courant peut être expliquée par l'augmentation des combustions interstitielles, augmentation révélée par les dosages de l'urée et de l'azote total : le rapport de l'azote de l'urée à l'azote total subit un accroissement très net à la suite d'applications même peu nombreuses de ces interruptions galvaniques rapides.

IV. — Associé à l'hygiène alimentaire, ce courant, dans la cure de l'obésité, donne d'excellents résultats et peut être employé sans aucun danger pour le malade.

BIBLIOGRAPHIE

ACHARD et CLERC. — Pouvoir lipatique du sérum à l'état pathologique. Arch. de Méd. expériment. et d'An. pathol. Janv. 1903.

W. BANTING. — A letter on corpulence adressed to the public, 4e édition. London, 1874.

M.-F. BATTELLI. — Production d'accès épileptiformes par le courant électrique industriel. Compte rendu de la Société de Biologie, 10 juillet 1903.

BONNEFIN. — Thèse de Paris, 1860.

H. BORDIER. — Physique biologique. Paris, 1903.

H. BORDIER. — Précis d'électrothérapie. Paris, 1902.

H. BORDIER et BONNENFANT. — Action du courant galvanique à intermittences rapides sur le développement et la nutrition des animaux. Arch. d'Electricité médicale, 25 avril 1905.

BOUCHARD. — Maladie par ralentissement de la nutrition. Paris, 1882.

BOUCHARD. — Détermination de la surface, de la corpulence et de la composition chimique du corps de l'homme. Semaine médicale, 1897, page 141.

BOUCHARD. — Traité de Pathologie générale. Paris, 1900.

Bouchard et Brissaud. — Traité de médecine, tome Ier.

Brouardel et Gilbert. — Traité de médecine, tome III.

Bunge. — Cours de chimie biologique et pathologique, traduction française.

Callamand. — Rôle de l'eau dans la nutrition. Paris, 1887.

Chambers. — On Corpulence. Lancet, London, 1850.

Chaniewsky. — Ueber Fettbildung aus Kohlenhydraten. Zeitschrift für Biologie, XX, 179, 1884.

Collette. — Thèse de Paris, 1872.

Debove. — Du traitement de l'obésité. Semaine médicale, 1900.

Debove. — Pathogénie et traitement de l'obésité. Semaine médicale, 1900.

Du Castel. — Annales de dermatologie et de syphiligraphie, tome X, année 1898.

Dujardin-Beaumetz. — Hygiène alimentaire. 2e édition.

Duval (Mathias). — Cours de Physiologie. Paris 1892.

Ebstein. — De l'Obésité et de son traitement. Trad. franc. Paris, 1883.

Hallopeau. — Pathologie générale. Paris, 1898.

Hanriot. — Un nouveau ferment du sang. C. R. de l'Acad. d. sc., novembre 1896.

Hanriot. — Répartition de la lipase dans l'organisme. Origine et rôle de ce ferment. C. R. de l'Ac. des sc. nov. 1896.

Hirschfeld. — Die Behandlung der Fettleibigkeit. Zeitsch. für Klin. Med. XXII, 142, 1893.

Hugounenq. — Chimie physiologique et pathologique Paris, 1903.

Javal. — De l'Obésité. Hygiène et traitement. Thèse de Paris, 1900.

P. Legendre. — Pathogénie de l'Obésité. XIIe Congrès International de médecine de Moscou, août 1897.

P. Legendre. — Article « Obésité ». Traité de Médecine, t. I.

St. Leduc. — Courant Intermittent de Basse Tension. Bullet. d. l. soc. d'Electrothérapie, février 1900.

St. Leduc. — Production du sommeil et de l'anesthésie générale et locale par les courants électriques. Compt. rendus de l'Ac. des Sc. Juillet 1902.

St. Leduc. — Production du sommeil et de l'anesthésie générale et locale par les courants électriques. Annales d'électrobiologie. Sept.-octobre 1902.

St. Leduc. — Production du sommeil et de l'anesthésie générale et locale par le courant intermittent de basse tension. Arch. d'Electr. Médic. Octobre 1902.

St. Leduc. — L'inhibition électrique chez l'homme. Arch. d'Electr. méd. Décembre 1902.

St. Leduc. — L'électrisation cérébrale. Arch. d'Elect. Méd. Juillet 1903.

St. Leduc. — L'inhibition respiratoire par le courant intermittent de basse tension. Arch. d'Elect. médic. Juillet. 1903.

St. Leduc. — Etudes sur les courants intermittents de basse tension. Arch. d'électr. médic. Septembre 1903.

St. Leduc. — Action physiologique des courants intermittents de basse tension. Arch. d'Electr. médic. octobre 1904.

St. Leduc et Rouxeau. — Influence du rythme et de la période sur la production de l'inhibition par le courant intermittent à basse tension, Arch. d'Elect. Médic., Juillet 1903.

St. Leduc et Rouxeau. — Du temps pendant lequel peut être maintenu l'état de sommeil électrique. Arch. d'Elect. Médic., août 1903.

Leven (M.). — Rapport du système nerveux et de la digestion de l'aliment : obésité. C. rendu de la Soc. de biol. Paris, 1887.

LEVEN (G.). — Comptes-rendus de la Société de Biologie, novembre 1900, février et mars 1901.

LEVEN (G.). — Thèse de Paris, 1901.

LEWIS. — Les courants intermittents en médecine. Arch. d'Elect. Méd., juin 1905.

V. NOORDEN. — Die Fettsucht, Wien, 1900.

V. NOORDEN. — Lehrbuch der pathologie des Stoffwechsels. Berlin, 1893.

V. NOORDEN et DAPPER. — Ueber den Stoffwechsel fettleibiger Menschen bei Entfettungscuren. Berl. Klin. Woch. 1891, n° 24.

ŒRTEL. — Therapie der Kreislaufsstörungen, 4. Aufl. 1891.

ŒRTEL. — Obesity, twentieth Century Practice of médecine New-York, 1895.

ŒRTEL. — Wesen und Behandlung der Fettleibigkeit. Thérap. Monatsh, 4, 5, Berlin, 1897.

PFEIFFER. — Handbuch der speciellen Thérapie innerer Krankheiten. Abth. III.

PORSON. — Thèse de Paris, 1873.

PROUST et MATHIEU. — Hygiène de l'Obèse. Paris. 1897.

RICHET et HANRIOT. — Comptes-rendus de l'Ac. des Sciences, tome CXIV, page 370.

RICHTER et LEWY. — Sexualfonction und Stoffwechsel. Du Bois. Archiv. suppl. 1889, page 171.

ROBIN (Albert). — De l'influence des boissons sur la nutrition et dans le traitement de l'obésité.

ROGER (H.). — Physiologie normale et pathologique du foie. Paris.

SCHWENINGER et BUZZI. — Die Fettsucht. Sammlung medicinischer Abhandung, 1894.

SÉE (Germain). — Des causes et du traitement physiologique de l'obésite. Bullet. de l'Ac. de Méd. XIV. 1265-1297, Paris 1885.

Verones — Adipose sous-cutanée dans ses rapports avec les atrophies musculaires. Thèse de Paris, 1877.

Wagner — Société médicale Russe de Saint-Pétersbourg, 1897.

Weir Mitchell. — Des lésions des nerfs et de leurs conséquences. Trad. franç. 1877.

Worthington. — De l'obésité. Paris, 1877.

Zimmern et Dimier. — Production expérimentale de l'épilepsie et particulièrement du coma épileptique par le courant de Leduc. Société de Biologie, 13 juin 1903.

Zimmern et Dimier. — Production de l'inhibition cérébrale électrique par le courant de Leduc. Société de Biologie, 27 juin 1903.

Zimmern et Dimier. — Coma expérimental par excitation centrale. Société de Biologie, 4 juillet 1903.

Zimmern et Dimier. — Sur la production du coma épileptique par l'excitation centrale au moyen des courants de Leduc. Société de Biologie, 10 juillet 1903.

Zimmern et Dimier. — De l'épilepsie expérimentale. Arch. d'Electr. méd., octobre 1904.

TABLE DES MATIÈRES

Imp. WALTENER & Cie, 3, rue Stella, Lyon

www.ingramcontent.com/pod-product-compliance
Ingram Content Group UK Ltd.
Pitfield, Milton Keynes, MK11 3LW, UK
UKHW020159200726
13856UKWH00003B/1090